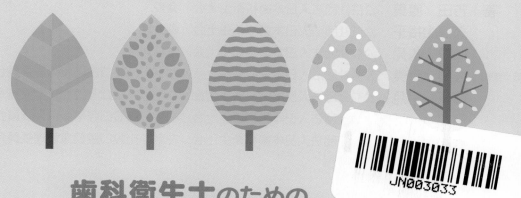

歯科衛生士のための
よくわかる 在宅療養者の
口腔健康管理

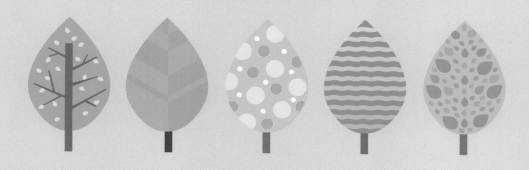

監修 公益社団法人 日本歯科衛生士会

Community-based
Integrated Care Systems

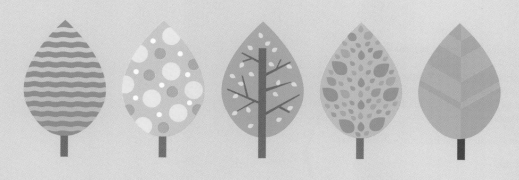

医歯薬出版株式会社

●監　　　修：公益社団法人 日本歯科衛生士会
●編　　著：吉田　直美　公益社団法人日本歯科衛生士会　会長
　　　　　　久保山裕子　公益社団法人日本歯科衛生士会　副会長
　　　　　　山口　朱見　公益社団法人日本歯科衛生士会　常務理事
●著（五十音順）：佐藤　奈美　公益社団法人日本歯科衛生士会　在宅・施設口腔健康管理委員会委員
　　　　　　篠原　弓月　公益社団法人日本歯科衛生士会　在宅・施設口腔健康管理委員会委員
　　　　　　原口　公子　公益社団法人日本歯科衛生士会　在宅・施設口腔健康管理委員会委員
　　　　　　松尾　由佳　公益社団法人日本歯科衛生士会　在宅・施設口腔健康管理委員会委員

This book is originally published in Japanese
under the title of：

Shikaeiseishi no tame no Yokuwakaru Zaitakuryoyosha no Koukukenkou Kanri
(The Manual for Dental Hygienist to Understand Oral Health Care for Home Care Patients)

General Editor：Japan Dental Hygienist's Association

© 2022 1st ed.

ISHIYAKU PUBLISHERS, INC.
　7-10, Honkomagome 1 chome, Bunkyo-ku,
　Tokyo 113-8612, Japan

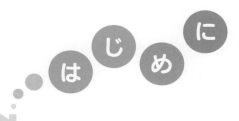

はじめに

　近年，わが国の人口は減少局面を迎え，2065年には総人口が9千万人を割り込み，高齢化率が38％の水準になると推計されています．そして2025年に向け，在宅医療の需要は，高齢化の進展や地域医療構想による病床の機能分化・連携に伴い，大きく増加すると見込まれています．このため，在宅歯科医療に携わるかかりつけ歯科医院の確保と，在宅歯科医療に関わることのできるスキルをもった歯科衛生士の人材確保が急がれます．

　在宅療養者においては，口腔や義歯の清掃不良等による口腔環境の悪化に伴い，う蝕や歯周病が発症・重症化し，口腔粘膜の異常や舌苔の付着・口臭が亢進するなど，口腔内にさまざまなトラブルが生じ，療養生活の大きな障害となります．それらに加え，口腔・摂食嚥下の機能低下により，誤嚥性肺炎等のリスクが高まるだけでなく，低栄養が進み基礎疾患の回復にも悪影響を及ぼし，要介護度の重度化も懸念されます．これらのことから，在宅療養の早期から歯科が介入し，口腔衛生状態や口腔機能，摂食嚥下機能の改善を図ることが重要です．

　しかし，これまで歯科診療所の中で業務を遂行してきた歯科衛生士にとって，歯科診療所から出て，患者の自宅や施設などに赴き，まったく異なる環境の中で業務を遂行するには，大きな壁を感じる方も少なからずいらっしゃるでしょう．

　そこで日本歯科衛生士会では，その障壁を少しでも低くし，歯科訪問診療に取り組む歯科衛生士を支援すべく，本マニュアルを企画しました．歯科衛生士が在宅療養者や要介護高齢者等が生活する自宅・施設等において口腔健康管理を行ううえで，必要な知識やスキルなどについて示しています．

　多くの歯科衛生士が地域に出て，在宅療養者のQOL向上の支援者として活躍されることを本会は応援しております．最後になりましたが，発行にあたり，ご協力いただきました皆様に深く感謝申し上げます．

令和4年4月

公益社団法人 日本歯科衛生士会
会長　吉田直美
在宅・施設口腔健康管理委員会

CONTENTS

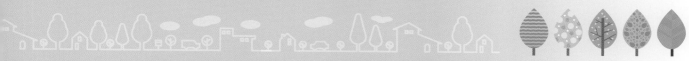
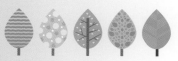

第1章 在宅療養者への歯科からの支援

1 在宅歯科医療とは

　在宅歯科医療とは，歯科医療従事者が居宅へ赴き居宅で歯科医療を行うことです．また，単に歯科医療を居宅に持ち込むのではなく，生活の場において在宅療養者や家族など介護者に寄り添う医療の提供を基本とし，よりよく生きることを支えるものです．

　在宅療養者の口腔の問題は顕在化しにくく，口腔機能の低下が療養へ悪影響を及ぼすことから，早期の発見・対応が重要です．

　患者が通院できなくなっても，最後までかかりつけ歯科医として必要十分な歯科医療を提供していくことが期待されています．

2 在宅療養者の口腔健康管理の考え方

　在宅での口腔健康管理は，歯科疾患の予防，誤嚥性肺炎をはじめとした口腔内細菌由来の感染症の予防，口腔機能の維持・向上，食支援，などを行い，療養生活を安定させ快適に過ごさせることに繋がる支援です．

　歯科訪問診療を行った歯科医師の指示を受けて，歯科衛生士が訪問し口腔健康管理を行います．

　在宅療養者の生活全体をみて，身体状況や本人・家族などの介護者の希望に沿った口腔健康管理を提供していきます．

3 地域で口腔健康管理を継続するために

　疾患や障害の種類にもよりますが，患者の病期は，急性期から回復期，維持期を経て終末期へ向かいます（**表1-1**）．この間に急性期病院，回復期病院，施設，自宅と療養場所が変わることは少なくありません．療養の場が変わってもより良い口腔状態を保つためには，患者の情報が引き継がれ，ケアが継続されることが必要です．

表 1-1　病期別口腔健康管理の目的

病期	急性期	回復期	維持期	終末期（ターミナル期）
どのような時期か	症状・徴候の発現が急激で生命の危機状態にある時期．	生命の危機状態から脱し，症状が安定に向かっている時期．	症状・徴候は激しくないが，治癒することが困難な状態が長期間にわたって持続する時期．	病気が治癒する可能性がなく，近い将来（およそ 3～6 か月）死を迎える時期．
	全身管理を必要とする．	機能障害の程度に応じた日常生活・社会生活に適応を促す．	長期間の管理，観察，あるいは治療，介護が必要とされる．	残された日々を見守り，最期まで苦痛や不快を緩和し，生活の質と尊厳を保つ医療と介護が必要とされる．
口腔健康管理の目的	口腔機能低下防止 口腔内の清潔保持 VAP 予防 口腔乾燥への対応	口腔機能の回復（食べる・話す） 誤嚥性肺炎の予防 セルフケアの自立支援	口腔機能の維持・向上（食べる・話す） 誤嚥性肺炎の予防 口腔乾燥への対応	口腔乾燥への対応 口腔内の不快症状の改善

救急搬送　→　救急医療機関　　→　回復期リハビリテーション病院　　　療養施設（医療・介護）　→　介護保険（施設・在宅）

在宅医療・介護連携支援に関する相談窓口（郡市区医師会等）　　市町村　　地域包括支援センター

←連携→

※市区町村役場，地域包括支援センターに設置することも可能

後方支援，広域調整等の支援　　都道府県・保健所

・地域の医療・介護関係者による会議の開催
・在宅医療・介護連携に関する相談の受付
・在宅医療・介護関係者の研修 等

関係機関の連携体制の構築支援

診療所・在宅療養支援診療所※・歯科診療所等

病院・在宅療養支援病院・診療所（有床診療所）等

訪問診療

訪問診療

介護サービス事業所

介護サービス

利用者・患者

訪問看護等

一時入院（急変時の診療や一時受け入れ）

訪問看護事業所，薬局

図 1-1　地域包括ケアシステムの推進

老健局社会保障審議会介護保険部会：“第 77 回（令和元年 5 月 23 日資料 1-2）地域包括ケアシステムの推進（多様なニーズに対応した介護の提供・整備）”．厚生労働省．https://www.mhlw.go.jp/content/12601000/000511402.pdf.[1] より

4　医療と介護の連携の推進

　　高齢者が最後まで住み慣れた地域で自分らしい暮らしを続けるために，国は，多職種協働により，在宅・医療・介護を一体的に提供できる地域包括ケアシステムの構築を推進しています（**図 1-1**）．

※在宅療養支援歯科診療所（歯援診）とは

質の高い在宅医療の確保のため，在宅または社会福祉施設等における療養を歯科医療面から支援する歯科診療所です．在宅療養支援歯科診療所として必要な基準を満たしており，届け出を行い認められたものになります．施設基準の中には，歯科衛生士の配置が定められています．

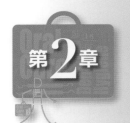

第2章

在宅療養に関する制度

1 介護保険制度について

1. 介護保険制度の目的

　介護保険制度は，介護が必要になった高齢者の自立を支援し，介護者の負担軽減などをはじめ高齢者の介護を社会全体で支え合う制度として，2000年に施行されました．この制度の理念には次の3つがあります[2]．

- 自立支援：単に介護を要する高齢者の身の回りの世話をするということを超えて，高齢者の自立を支援する
- 利用者本位：利用者の選択により，多様な主体から保健医療サービス，福祉サービスを総合的に受けられる制度
- 社会保険方式：給付と負担の関係が明確な社会保険方式を採用

2. 介護保険の被保険者（加入者）

　介護保険制度の被保険者は，65歳以上の者（第1号被保険者），40〜64歳の医療保険加入者（第2号被保険者）です．第1号被保険者は原因を問わず要支援・要介護認定を受けた時，第2号被保険者は加齢に起因する疾患（特定疾病）が原因で要支援・要介護認定を受けた時に介護サービスを受けることができます．

3. 要介護認定（図2-1，図2-2）

　要介護状態とは，寝たきりや認知症等で常時介護を必要とする状態のことであり，要支援状態とは，家事や身支度等の日常生活に支援を必要とし介護予防サービスが効果的な状態のことです．

　要介護状態や要支援状態にあるかどうかの判定を行うのが要介護認定（要支援認定を含む．以下同様）であり，介護の必要度が全国一律の基準により，客観的に判断されます．

4. 介護報酬改定

　介護報酬は介護保険サービスの価格のことで，国が価格を決め（公定価格），3年ごとに改定されています．令和3年度の改定では新型コロナウイルス感染症や大規模災害対策と，人口構成が社会に大きく影響を及ぼす2025年と2040年に向けて①感染症や災害への対応力強化，②地域包括ケアシステムの推進，③自立支援・重度化防止の取組の推進，④介護人材の確保・介護現場の革新，⑤制度の安定性・持続可能性の確保，の5つの柱が設定されました．

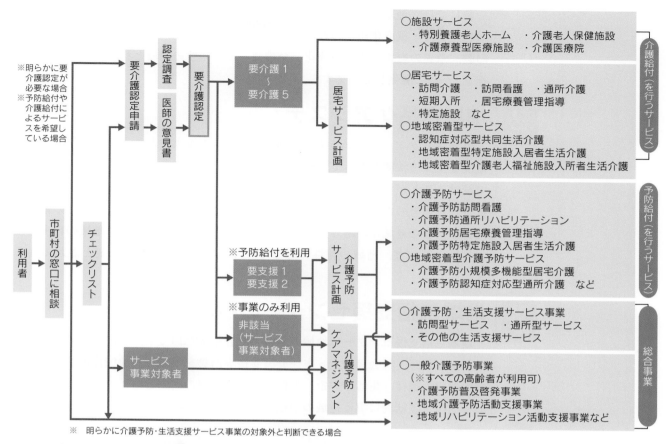

図2-1　介護保険サービスの利用手続き
公益社団法人日本歯科医師会：“平成30年度介護報酬改定のポイント”．日本歯科医師会．http://i-tubame.com/h30.pdf.[3] より一部改変

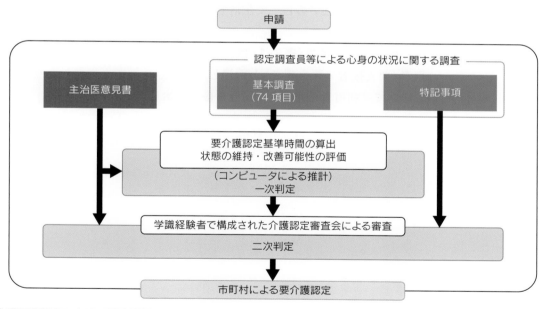

図2-2　介護保険制度における要介護認定制度
老健局：“介護保険制度の概要”．厚生労働省，令和3年5月．https://www.mhlw.go.jp/content/000801559.pdf.[2] より

歯科では②地域包括ケアシステムの推進のうち、「医療と介護の連携の推進」、③自立支援・重度化防止の取組の推進のうち、「リハビリテーション・機能訓練、口腔、栄養の取組の連携・強化」「介護サービスの質の評価と科学的介護の取組の推進」が特に関係しています。

2. 地域包括ケアシステム（図2-3）

地域包括ケアシステムとは、団塊の世代が75歳以上となる2025年を目途に、重度な要介護状態となっても住み慣れた地域で自分らしい暮らしを人生の最後まで続けることができるよう、住まい・医療・介護・予防・生活支援が一体的に提供される体勢のことです。現在その構築が進められていますが、高齢化の進展状況には大きな地域差があり、保険者である市町村や都道府県が、地域の自主性や主体性に基づき、地域の特性に応じて作り上げていくことが必要とされています。

3. 地域包括支援センターの役割

地域包括支援センターは地域高齢者の総合相談窓口です。市町村が設置主体となり、保健師・社会福祉士・主任介護支援専門員を配置し、地域住民すべての心身の健康の維持、生活の安定、保健・福祉・医療の向上と増進のために必要な援助や支援を包括的に担う地域の中核機関です（図2-4①〜④）。

4. 在宅療養者が利用するサービス

1. 居宅サービス

要支援・要介護者の自宅で生活する人を対象とした介護保険の介護サービス全般のことです。

この居宅サービス（表2-1）は、介護支援専門員（以下、ケアマネジャー）が利用者（要支援者・要介護者）と面接し、問題点や課題を把握したうえでケアプランを立て、利用者・介護者の同意を得て開始します。

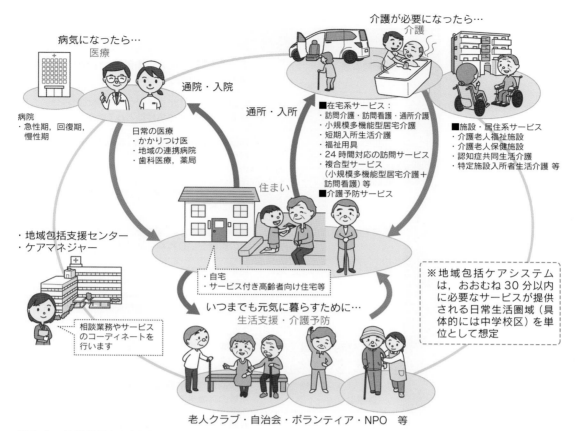

図2-3　地域包括ケアシステムの構築

老健局："1.地域包括ケアシステムの実現へ向けて". 厚生労働省.
https://www.mhlw.go.jp/seisakunitsuite/bunya/hukushi_kaigo/kaigo_koureisha/chiiki-houkatsu/dl/link1-4.pdf. 4) より

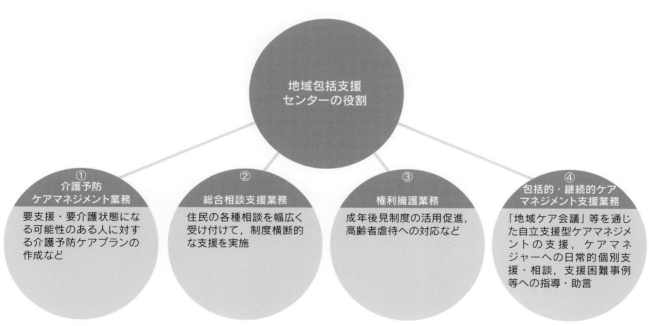

図2-4　地域包括支援センターの役割

老健局："2. 地域包括支援センターについて　地域包括支援センターの概要". 厚生労働省. https://www.mhlw.go.jp/content/12300000/
000756893.pdf. 5) より一部改変

表2-1 居宅サービスの一覧

	種類	サービスの内容
訪問サービス	①訪問看護	主治医の指示のもと，看護師・保健師等が診療の補助や療養上必要な世話を行う
	②訪問介護	訪問介護員等*が，排せつ・入浴など身体的介護や調理・洗濯・掃除など生活援助として身の回りの世話を行う
	③訪問入浴介護	看護師・介護職員が，居宅に浴槽を持ち込んで入浴介助を行う
	④訪問リハビリテーション	主治医の指示のもと，理学療法士・作業療法士・言語聴覚士などが心身の機能の維持・回復のためのリハビリテーションを行う
	⑤居宅療養管理指導	医師，歯科医師，薬剤師，歯科衛生士，管理栄養士が療養上の管理および指導，助言等を行う
通所サービス	⑥通所介護（デイサービス）	日中，施設で入浴，排せつ，食事等の介護，その他日常動作訓練などを行う
	⑦通所リハビリテーション（デイケア）	日中，医療施設で専門職が機能回復訓練を行う
短期入所サービス	⑧短期入所生活介護（ショートステイ）	短期間，昼夜にわたり施設で介護を行う
	⑨短期入所療養介護（医療型ショートステイ）	医学的管理の必要な方を短期間，昼夜にわたり病院・診療所等の医療機関で介護を行う
その他のサービス	⑩福祉用具貸与，特定福祉用具販売	介護ベッド・車椅子等の福祉用具を貸出しするサービスや排せつ・入浴用の福祉用具等の購入費の補助
	⑪住宅改修費の支給	手すりの取り付けや段差の解消など小規模な住宅改修を行った場合の費用の支給
	⑫特定施設入居者生活介護	有料老人ホーム，軽費老人ホーム，養護老人ホームなどに入居の場合，特定施設サービス計画に基づいて行われる入浴や排せつの介護，家事など日常生活を送るうえで必要なサービス

社会保障審議会介護給付費分科会："第176回（R2.3.16）資料2，各介護サービスについて"．厚生労働省．
https://www.mhlw.go.jp/content/12300000/000608309.pdf.[6]より

5. 在宅療養者の生活

　在宅療養者は複数のサービスを利用していることが多いため（**図2-5**），歯科衛生士が訪問する際には事前に週間サービス計画表の確認が必要です．

	月	火	水	木	金	土	日	
								起床・食事
9：00								
10：00	訪問介護		訪問介護		訪問介護			
11：00								
12：00								食事
13：00	訪問介護			往診（医科）				
14：00			訪問入浴		訪問リハ	訪問入浴		
15：00		訪問リハ						
16：00				居宅療養管理指導（薬剤師）	居宅療養管理指導（歯科衛生士）		訪問介護	
17：00								
18：00								食事
19：00								就寝
20：00								

図2-5　1週間のサービス例（ケアプラン第5表）

6. 制度における口腔健康管理の位置づけ

　歯科衛生士の行う訪問での口腔健康管理は，医療保険制度（訪問歯科衛生指導）と介護保険制度（居宅療養管理指導）に位置づけられています．要介護認定された在宅療養者へは，介護保険制度が優先されます（**表2-5**）．

表2-5　要介護認定の申請から介護保険利用の流れ

①市町村窓口への申請
②認定調査
③要介護認定，要介護度の決定
④ケアマネジャーによるケアプラン作成
⑤介護サービスの利用開始

歯科診療所に通院困難な在宅療養者には，介護保険が利用できることを説明し，市町村窓口へ要介護認定を申請するよう助言するとよい

1. 居宅療養管理指導…介護保険制度の中で歯科衛生士が行う口腔健康管理

　要介護認定された在宅療養者へ口腔健康管理を歯科衛生士が行う場合，介護保険の居宅療養管理指導を利用します．なお，ここで居宅とは，自宅，軽費老人ホーム，養護老人ホーム，認知症対応共同生活介護（グループホーム）等の施設のことを指します（**表2-6**）．

居宅療養管理指導の改定のポイント

令和3年度介護報酬改定では，基本方針を踏まえ，利用者がその有する能力に応じ自立した日常生活を営むことができるよう，より適切なサービスを提供していく観点から，近年「かかりつけ医等が患者の社会生活面の課題にも目を向け，地域社会における様々な支援へと繋げる取組」を進める動きがあることも踏まえ，また多職種間での情報共有促進の観点から，見直しを行う．とされました．

　居宅療養管理指導を行った場合には，定められた様式を使用し，スクリーニング・アセスメントをおおむね1月に1回，居宅療養管理指導計画の見直しをおおむね3月に1回行います．

表 2-6　居宅とみなし居宅療養管理指導を算定する施設の一例

	認知症対応型共同生活介護（グループホーム）	軽費老人ホーム（ケアハウス）	養護老人ホーム	有料老人ホーム	サービス付き高齢者向け住宅（サ高住）
運営主体	医療法人や社会福祉法人，NPO法人，民間企業	地方公共団体や社会福祉法人	地方公共団体や社会福祉法人	社会福祉法人や民間企業	主に民間企業
特徴対象者	認知症を患った高齢者が1ユニット5〜9人で共同生活を送る住居 ○要支援2以上で施設と同じ自治体に住民票がある人認知症高齢者	家庭環境，住宅事情などの理由により，自宅で生活することが難しい高齢者 ○自立〜要介護3程度	生活環境や経済的な理由によって自力で生活できない高齢者を一時的に受け入れる施設 ○自立している高齢者	住まいと食事，生活支援サービスが一体となっている施設 ○施設ごとに入居条件が異なる	高齢者が安心・快適に暮らせるようバリアフリー設計された賃貸住宅 ○自立〜介護度の低い高齢者（施設による）
主な提供サービス	生活援助・身体介護機能訓練・認知症ケア	生活援助・生活相談	サービスなし・住居のみ	生活援助・身体介護健康管理・介護予防	安否確認・生活相談 一般型：介護サービスは外部契約 介護型：特定施設*の指定を受けているサ高住では施設のスタッフからサービスを受けることが可能

＊特定施設

有料老人ホーム，サービス付き高齢者向け住宅（一部のみ），ケアハウス（軽費老人ホーム）養護老人ホームで，介護保険法により定められた基準を満たし，都道府県知事（または市区町村）から事業指定を受けた施設．有料老人ホームの場合，特定施設の指定を受けると「介護付」と名乗ることができます．

健康長寿ネット："高齢者を支える制度とサービス"．公益財団法人長寿科学振興財団．https://www.tyojyu.or.jp/net.[7] より

居宅療養管理指導算定条件

居宅療養管理指導は，在宅の利用者であって通院が困難な者に対して，定期的に訪問して管理・指導を行った場合の評価であり，継続的な管理・指導の必要のない者や通院が可能な者に対して安易に算定してはならない．たとえば，少なくとも独歩で家族・介助者の助けを借りずに通院ができる者などは，通院は容易であると考えられるため算定できない．

歯科衛生士の居宅療養管理指導算定要件（令和3年4月現在）[9]

当該利用者に対して歯科訪問診療を行った歯科医師の指示に基づき，その訪問診療の日から起算して3月以内に実施指導を行った場合に，単一建物居住者の人数に従い，1月4回を限度として所定点数を算定できる．
- （1）単一建物居住者1人に対して行う場合　361単位
- （2）単一建物居住者2人以上9人以下に対して行う場合　325単位
- （3）（1）及び（2）以外の場合　294単位

算定するには次の基準をいずれも適合していることが必要になる．
- ・居宅療養管理指導が必要であると歯科医師が判断したものに対し，歯科衛生士等が当該利用者を訪問し，歯科医師等その他の職種の者が共同して管理指導計画を作成していること（新様式を使用〈p.17参照〉）
- ・利用者ごとの管理指導計画に従い療養上必要な指導として当該利用者の口腔内の清掃，有床義歯の清掃又は摂食嚥下機能に関する実施指導を行っているとともに，利用者又はその家族に対して，実施指導に係る情報提供及び指導等を行い，定期的に記録していること（新様式を使用〈p.17参照〉）

· 利用者ごとの管理指導計画の進歩状況を定期的に評価し，必要に応じて当該計画を見直していること（新様式を使用し，おおむね3月に1回の再評価を行い，計画立案・見直しを行う）

2. 訪問歯科衛生指導…医療保険制度の中で歯科衛生士が行う口腔健康管理

　要介護認定されていない在宅療養者へ口腔健康管理を行う場合，医療保険の訪問歯科衛生指導を利用します．また，介護保険の居宅療養管理指導が算定できない（居宅とみなされない）病院，特別養護老人ホーム，介護老人保健施設，介護医療院，短期入所生活介護（ショートステイ）への訪問では，医療保険の算定となります[10]（p.10 **表2-6**）．訪問歯科衛生指導は，歯科訪問診療を行った歯科医師の指示に基づき，その医療機関に勤務（常勤または非常勤）する歯科衛生士が同一月に行います．

訪問歯科衛生指導算定要件（令和4年4月現在）[11]

· 歯科訪問診療を行った歯科医師の指示に基づき，歯科衛生士等が訪問して療養上必要な指導として，単一建物診療患者またはその家族に対して，当該患者の口腔内の清掃（機械的歯面清掃を含む），有床義歯の清掃指導または口腔機能の回復若しくは維持に関する実施指導を行い指導時間が20分以上であった場合は患者一人につき，月4回に限り算定する．
　（1）単一建物診療患者が1人の場合　360点
　（2）単一建物診療患者が2人以上9人以下の場合　328点
　（3）（1）及び（2）以外の場合　300点
· 当該歯科衛生指導で実施した指導内容等について，患者に文書で提供する．またその文書の写しを診療録に添付する．
· 歯科訪問診療料を算定した日から起算して1月以内（ただし歯科訪問診療を行う歯科医師により状態が安定していると判断される場合は2月以内でも差し支えない）に歯科訪問診療を行った歯科医師の指示に基づき，その医療機関に勤務（常勤または非常勤）する歯科衛生士が行う．単なる日常的口腔清掃のみを行った場合は算定できない．
· 単一建物診療患者の人数に従い算定．
· 訪問歯科衛生指導を行った時間とは，実際に指導を行った時間をいい，指導のための準備や患者の移動に要した時間は含まない．
· 実施した指導内容，指導の実施時刻（開始と終了）及びその他療養上必要な事項に関する情報を患者等に実施指導を行った歯科衛生士の指名が記載された文章を提供し，その写しを診療録に添付する．
· 主治の歯科医師に報告するとともに患者に提供した写しを提出し，業務に関する記録を作成する．
· 訪問歯科衛生指導料の算定月は歯科衛生実施指導料は算定できない．

　保険医療機関と訪問先の所在地の距離が半径16kmを超える場合は歯科訪問診療を必要とする絶対的理由がない限り認められません．

第3章 在宅療養者を支える多職種連携

1. 在宅療養者を支える多職種連携

1. 在宅療養者を支える他職種と歯科衛生士の関わり方

在宅療養者はさまざまな専門職に支えられながら生活しています．歯科衛生士もその専門職の一員として，在宅療養者が適切なサービスを受け快適な生活が送れるよう，他職種の専門性を理解し，情報を共有しながら協働していくことが大切です．

介護支援専門員（ケアマネジャー）

▶ ■■■ 職種の業務
▶ ■■■ 歯科衛生士との関わり

▶ 介護や支援を必要とする人が，適切な介護サービスが提供されるようケアプランを作成する．また，在宅療養者やその介護者に最も近い存在として，アドバイスを行う．在宅療養者と介護サービス事業者との間に立ち，訪問・通所サービスの利用や福祉用具，住宅改修などサービスが効果的に提供されるように仲介・調整を行う．在宅療養者に関わる担当者を集めて担当者会議を行うなど中核を担う．

▶ 訪問での様子，今後の方針や目標等を報告（歯科衛生士が訪問した場合には，指示を出した歯科医師に毎回の報告をし，治療および計画の変更等があった場合には歯科医師からケアマネジャーに報告をする）．口腔健康管理を行う際に多職種の協力が必要な場合は，提案や相談を行う．

医　師

▶「かかりつけ医」として，在宅療養者の訪問診療を行う．疾患の状態や体調により，処置・投薬等を行う（入院，検査など必要に応じて，病院等への紹介を行う）．

▶ 診療情報提供書等の連携．身体状態や処方薬の確認，摂食嚥下に関する相談などを行う．

看護師

▶ 医師の指示に基づき，健康状態の観察や服薬管理，医療処置や医療機器の管理，点滴などを行う．必要に応じて，日常生活の援助（入浴介助など），生活に即したリハビリテーション，療養相談および指導などを行う．

▶ 身体状態の確認．口腔ケアの実施や摂食嚥下リハビリテーションに関して連携する．

理学療法士（PT）

▶ 医師の指示に基づき，寝る，起き上がる，歩く，座るなどの日常生活に必要な基本動作能力の維持・回復に向けたリハビリテーションを行う．

▶ 食事時の姿勢や，セルフケア時の移動の確認やそのリハビリテーション方法について連携する．

作業療法士（OT）	▶医師の指示に基づき，家事や趣味など日常生活における具体的な作業動作を通じて，心身の機能や社会適応力の維持・回復を図る．
	▶食事時の姿勢や食具の使い方，セルフケア時の動作の確認やそのリハビリテーション方法について連携する．

言語聴覚士（ST）	▶医師の指示に基づき，脳卒中などからの言語障害や摂食嚥下障害のリハビリテーションを行い，コミュニケーション能力や摂食嚥下機能の維持・回復を図る．
	▶発音や発声，安全に食事をしていくための評価や食形態，そのリハビリテーション方法について連携する．

管理栄養士	▶医師の指示に基づき，疾患，身体状況，栄養状態に応じた栄養管理，栄養改善上必要な指導を行う．摂食嚥下機能に適した食形態になるよう，介護者（調理を行う者）の介護力に合わせた調理方法の指導や提案，介護食（嚥下調整食）などの紹介も行う．
	▶歯科から咀嚼や摂食嚥下機能について情報提供する．栄養・食事内容・口腔機能や咀嚼機能に合った食形態・調理方法について連携する．

薬剤師	▶医師や歯科医師の指示に基づき，薬剤管理や服用に関する指導を行う．服薬が指示通り行われているか，嚥下機能に適した薬剤の形状か，服薬方法の検討，確認，指導を行う．
	▶口腔内に残薬がある場合は情報提供し，服薬困難者への対応方法について連携する．

訪問介護員（ホームヘルパー）	▶身体介護と生活援助の2つに分けられ，身体介護では食事介助，入浴介助，トイレへの移動や動作の介助，おむつ交換，体位変換介助，服薬介助，口腔ケアなどを行う．生活援助は料理や掃除，洗濯，日用品の買い物などを行う．
	▶食事に関する相談（食形態，姿勢，食事介助・摂食状況について情報共有する）．日常の口腔ケアの協力が必要な場合はケアマネジャーに相談する．ケア方法を指導し協働する．

福祉用具専門相談員	▶高齢者等の日常生活を支えるため，専門的な知識に基づき介護ベッド，車椅子，手すりなどの福祉用具の相談，提案，選定，設置，と安全に使用が続けられるよう点検・調整を行う．
	▶口腔ケアや食事の姿勢が安楽・安全に保てるように必要な車椅子やクッションなどの相談や検討を行う．

その他	・市町村生活保護担当者： 　生活困窮者に対して住まいや生活，医療や介護などの相談への対応と支援を行う． ・民生委員： 　住民の生活状態を必要に応じ適切に把握し，相談，助言，援助を行う． ・地域包括支援センター：地域高齢者の総合相談窓口．地域住民の保健，福祉，医療の向上と増進のために必要な援助や支援を包括的に担う．

2. 多職種連携の例

事例の背景

事例1	80代　女性：終末期において食支援，口腔ケア等について多職種協働した事例	家族構成
基礎疾患	アルツハイマー型認知症	
BMI	身長153cm，体重41kg，BMI 17.51	
認定情報	要介護5	
栄養摂取	経口摂取（全介助）　頻繁にむせる	主介護者：夫
食形態	1J（ゼリー，ムース食）	キーパーソン：夫
口腔内状況	残存歯22本（ブリッジによる補綴処置部分3か所あり）．口腔衛生状態不良 プラークの付着多量，強い口臭，舌苔・粘膜の汚れがみられる	
受けているサービス等	訪問：訪問介護1日2回（オムツ交換，昼食介助） 　　　訪問看護 週3回（バイタルチェック　服薬チェック　入浴介助（週1） 　　　排便コントロール） 　　　歯科医師 1〜3月1回 　　　歯科衛生士 週1回 月4回（口腔健康管理）	

歯科からのアクション

歯科医師

ケアマネジャーへ：夫による口腔ケアが困難で，口腔衛生状態不良，むせもあり，誤嚥性肺炎のリスクが高いことから訪問介護と訪問看護に口腔ケアの協力を依頼

歯科衛生士へ：介護者への口腔ケアの方法の伝達と食事環境の改善のために多種職と情報共有を行う

相談 ⟷

訪問看護
・歯磨きと舌ケアを行う
・食事姿勢や食事介助方法について相談しながら進める
・高カロリーの市販介護食の選択と購入方法を検討

連携の目的
口腔衛生状態の改善とむせを減らす
誤嚥性肺炎予防のための連携

ケアマネジャー
ケアプランに口腔ケアを入れる

歯科からの情報提供・相談

指示 ↓

歯科衛生士

訪問介護や訪問看護へ：舌ケアを含む口腔ケアの方法のリーフレットを，洗面所に貼付しケアのポイントを共有する．食事中のむせについて情報共有し，改善方法を検討

歯科からの情報提供・相談　ケアマネジャー

訪問介護
・歯ブラシとスポンジブラシによる歯磨きと舌ケアを行う
・食事介助時の摂食状況（むせ，摂取量など）について連絡ノートで情報共有

経過

・口腔ケアの回数が増えたことで，口腔衛生状態が改善された．
・高カロリーの介護食品を導入し，体重が維持できた．
・安定した姿勢で食べることができるようになり，むせが減った．
・夫の介護負担が軽減した．
・歯肉からの出血や口臭が減り，食欲が増し食事摂取量が増えた．

事例2	70代　男性：通所施設，在宅において口腔ケアの方法および服薬について連携した事例	家族構成
基礎疾患	脊髄小脳変性症	
BMI	身長167cm，体重57kg，BMI 20.4	
認定情報	要介護2	
栄養摂取	経口摂取（自立＋介助）　ときどきむせる	主介護者：妻
食形態	常食～きざみ	キーパーソン：長男
口腔内状況	残存歯24本，う蝕あり．左右下顎大臼歯部の欠損（下顎部分床義歯使用），義歯の不適合あり．口腔のセルフケア実施．手指の巧緻性が低く，残存歯，義歯にプラークが多く残る．口腔前庭，舌下等に散らばる食物残渣あり，薬剤残留，舌の汚れあり．	
受けているサービス等	通所：デイサービス週1回（入浴） 訪問：訪問看護 週1回（入浴介助，リハビリ） 　　　薬剤師 月2回（処方薬を届け，残薬のチェックと服薬の相談） 　　　歯科医師 週1～3月に1回（う蝕処置，義歯の調整，口腔内のチェック等） 　　　歯科衛生士 月4回（口腔健康管理）	

歯科衛生士

手指の巧緻性が低下し，
歯や義歯に汚れが多く付着している
ことを歯科医師に報告

連携の目的

口腔内の衛生状態改善のための連携

口腔内に残薬が
たびたびみられる
ことを報告

連携の目的

口腔内の残薬をなくし，
安全な服薬をするための連携

デイサービス介護職員
・セルフケアの声掛けと義歯清掃と介助

歯科医師
・義歯調整とう蝕処置を行い，歯間ブラシの使用を可能にする
・口腔ケアの介助やセルフケア促進の協力をケアマネジャーに相談
・デイサービス介護職員と訪問看護への口腔ケアの方法の伝達を歯科衛生士に指示

訪問看護
・舌のケアと歯間ブラシでの歯磨き介助

薬剤師
ゼリーを使用した服薬方法の指導と一部の薬を口腔内崩壊錠に変更することを医師に提案

経過と連携の効果

・口腔ケアの必要性を妻も理解し，歯間ブラシを使って一部介助を始めた．
・義歯・舌・歯の衛生状態が改善した．
・口腔内の残薬がなくなり，安全に服薬ができるようになった．

■口腔ケアを他職種に依頼する時

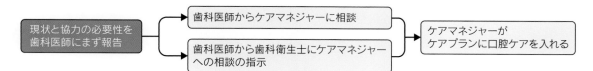

現状と協力の必要性を
歯科医師にまず報告

→ 歯科医師からケアマネジャーに相談

→ 歯科医師から歯科衛生士にケアマネジャーへの相談の指示

→ ケアマネジャーがケアプランに口腔ケアを入れる

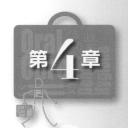

第4章 居宅療養管理指導を行う際の必要記録事項と指導のための基礎知識

1 居宅療養管理指導を行う際の必要記録事項

　令和3年4月の介護報酬改定では，歯科衛生士が行う居宅療養管理指導の充実を図る観点から，新たな様式（**図4-1　様式3**）が設定されました．歯科衛生士はこの様式に記録し，管理指導計画と共に保存します．指導した利用者ごとに担当歯科医師に報告します．

1．基本情報

　利用者の氏名，生年月日，性別のほか，栄養摂取の方法等にチェックを入れます．嚥下調整食の分類，誤嚥性肺炎の発症・罹患については，6か月以内の状況を記載します．食形態の項目の経口摂取における嚥下調整食分類は，在宅や介護保険施設で他職種と食支援連携をとるために重要な情報となります（**図4-1：1**）．

2．スクリーニング・アセスメント

　効果的な口腔健康管理を行うためにスクリーニング・アセスメントを行います．この情報をケアマネジャーと共有することで，訪問する他職種との協働が可能になります（**図4-1：2**）．

3．居宅療養管理指導計画

　スクリーニング・アセスメントから，目標を決め，実施内容を決定し，チェックを入れます．歯科医師からの指示と，利用者や家族などの介護者の同意を得て訪問頻度を決めます．関係職種との連携について，必要事項を記載します（**図4-1：3**）．

4．実施記録

　内容は訪問日，時間，実施者，訪問先，歯科医師の同行の有無，実施指導の要点，解決すべき課題，特記事項，についてチェックと記載をします（**図4-1：4**）．

別紙様式３

歯科衛生士による居宅療養管理指導に係るスクリーニング・アセスメント・管理指導計画

1 基本情報

利用者氏名	（ふりがな） 	明・大・昭 　　年　　月　　日生（　　歳）	男・女
食形態	□ 経口摂取（□ 常食　□ 嚥下調整食（□ 4　□ 3　□ 2-2　□ 2-1　□ 1j　□ 0t　□ 0j）） □ 経腸栄養　□ 静脈栄養		
誤嚥性肺炎の発症・罹患	□ あり　（発症日：令和　年　月　日）　□ なし		

※嚥下調整食の分類，誤嚥性肺炎の発症等について介護保険施設と連携を図り把握するよう努めるとともに，6ヶ月以内の状況について記載すること．

2 スクリーニング・アセスメント

記入者・記入年月日	（氏名）　　　　　　　　　　　　　　　　　　　　　令和　　年　　月　　日			
口腔衛生状態	口臭	□ あり	□ なし	□ 分からない
	歯の汚れ	□ あり	□ なし	□ 分からない
	義歯の汚れ	□ あり	□ なし	□ 分からない
	舌苔	□ あり	□ なし	□ 分からない
口腔機能の状態	食べこぼし	□ あり	□ なし	□ 分からない
	舌の動きが悪い	□ あり	□ なし	□ 分からない
	むせ	□ あり	□ なし	□ 分からない
	痰がらみ	□ あり	□ なし	□ 分からない
	口腔乾燥	□ あり	□ なし	□ 分からない
（以下の評価は歯科医師の判断により必要に応じて実施）				
歯科疾患等	歯数	（　　）歯		
	歯の問題（う蝕，破折，脱離等）	□ あり	□ なし	□ 分からない
	歯周病	□ あり	□ なし	□ 分からない
	粘膜の問題（潰瘍等）	□ あり	□ なし	□ 分からない
	義歯の問題（不適合，破折）	□ あり	□ なし	□ 分からない
特記事項				

3 居宅療養管理指導計画　　　　　　　　　　利用者家族に説明を行った日　令和　年　月　日

初回作成日	令和　年　月　日		作成（変更）日	令和　　年　　月　　日
記入者	歯科医師：		歯科衛生士：	
目標	□ 歯科疾患（□ 重症化予防　□ 歯科治療） □ 口腔衛生（□ 自立　□ 介護者の口腔清掃 　技術の向上　□ 専門職の定期的な口腔清掃等） □ 摂食・嚥下機能（□ 維持　□ 改善）		□ 食形態（□ 維持　□ 改善） □ 栄養状態（□ 維持　□ 改善） □ 誤嚥性肺炎の予防 □ その他（　　　　　　　　　）	
実施内容	□ 口腔の清掃 □ 口腔の清掃に関する指導 □ 義歯の清掃 □ 義歯の清掃に関する指導		□ 摂食・嚥下等の口腔機能に関する指導 □ 誤嚥性肺炎の予防に関する指導 □ その他（　　　　　　　）	
訪問頻度	□ 月4回程度　　　□ 月2回程度　　　□ 月1回程度		□ その他（　　　　　　　）	
関連職種との連携				

4 実施記録

訪問日	令和　　年　　月　　日　　時　　分　〜　　時　　分	実施者
訪問先	□ 自宅　□ 認知症グループホーム　□ 特定施設（有料老人ホーム，養護老人ホーム，軽費老人ホーム）	
歯科医師の同行の有無	□ 無し　□ 有り　令和　年　月　日　時　分　〜　時　分	
実地指導の要点	□ 口腔の清掃 □ 口腔の清掃に関する指導 □ 義歯の清掃 □ 義歯の清掃に関する指導	□ 摂食・嚥下等の口腔機能に関する指導 □ 誤嚥性肺炎の予防に関する指導 □ その他　（　　　　　　　）
解決すべき課題		
特記事項	□　実地指導に係る情報提供・指導（　　　　　　　） □　管理指導計画の見直しを含めた歯科医師からの指示（　　　　　　　）	

図4-1　様式3　歯科衛生士による居宅療養管理指導に係るスクリーニング・アセスメント・管理指導計画
各項目を評価してチェックを入れます．特記事項には追加して記載したいことを書くことができます
なお，日本歯科衛生士会では歯科衛生士が現場の状況に合わせ記録が容易に行えるよう基本の様式を分割，再構成した様式を，会のHPに掲載しています

歯科衛生介入のための基礎知識

1. 有病者の口腔の特徴

　疾患により，口腔内の症状に注意を必要とする場合があります．糖尿病・脳卒中・心疾患・がん・精神疾患の5疾病の口腔の特徴について**表4-1**に示します．疾患により発現する口腔内のトラブルや症状を理解したうえで，苦痛の緩和，口腔環境の改善を図り，食べる・話すことや快適な口腔環境を保てるよう支援していきます．

2. 食べることの支援

　在宅療養者の低栄養は口腔の問題と関連することが少なくありません．食事に関する問題点（咀嚼機能，摂食嚥下機能，ほか）にも目を向けてアセスメントします（**表4-2，3**）．食形態の調整，栄養摂取方法を多職種（医師，歯科医師，管理栄養士等）とともに検討し支援していきます．ただし，在宅療養者の多くは，

表4-1　有病者の口腔の特徴

糖尿病		● 高血糖の状態が続くことにより，口が渇く，感染しやすい，傷が治りにくい等の症状がみられる ● う蝕・歯周病・口腔乾燥症・口腔感染症（カンジダ症など）・口腔粘膜疾患（扁平苔癬など）・味覚障害・口臭　等
脳卒中		● 脳卒中により口腔周囲器官の感覚障害，顔面神経麻痺，舌の運動障害，鼻咽腔閉鎖不全，失調，開口障害，味覚障害が起こる ● う蝕・歯周病・食物の口腔内残留・感覚低下による頰粘膜の誤咬あるいは咬傷・摂食嚥下障害・味覚障害　等
心疾患		● 急性心筋梗塞の治療・処置に伴う口腔関連症状 ・抗血栓薬投与により，出血傾向 ・酸素マスク装着により口腔乾燥 ・歯周病などの感染症は，感染性心内膜炎や動脈硬化症のリスクとなる
がん		● がんの進行に伴い嘔気・食欲低下・貧血・骨髄抑制などが起こり，それに伴い口腔内感染症，味覚障害，口腔粘膜炎，口腔乾燥症などが起こる ● がんの治療・処置に伴う口腔関連症状 ・手術：口腔衛生状態の悪化と誤嚥のリスク ・放射線療法：口腔粘膜炎・味覚障害・口腔乾燥症・ヘルペス・カンジダ症　等 ・薬物療法時：口腔粘膜炎・口腔感染症・ヘルペス・カンジダ症・口腔乾燥症　等
精神疾患	統合失調症	● 口腔衛生の不良・抗精神病薬の副作用による唾液分泌量の低下・痛みの反応の低下・不随運動・歯科未受診により口腔内環境が悪化する ● 食行動の異常（早食い・丸呑みなど）による窒息のリスクが高い
	うつ病	● 活動性，意欲の低下から口腔衛生不良になる ● う蝕や歯周病を発症しやすい ● 口渇，味覚障害
	認知症	● 認知症の進行に伴い口腔衛生状態は悪化する ● 重度認知症では歯科治療の意味が理解できず治療が困難となる ● アルツハイマー型では終末期は嚥下機能が低下し誤嚥性肺炎を発症しやすい ● 薬の副作用による唾液分泌低下・口腔衛生不良によりう蝕や歯周病を発症しやすい ● 食べこぼしや流涎，食行動の異常を伴うこともある

（藤本篤士，ほか編：5疾病の口腔ケア・チーム医療による全身疾患対応型口腔ケアのすすめ．医歯薬出版，東京，2013.[12] より）

表4-2　一般的な低栄養の指標

	低栄養の指標
体重減少率	1か月に5%以上，3か月に7.5%以上，6か月に10%以上
BMI（体重kg/身長m^2）	18.5未満
血清アルブミン値	3.5g/dL未満
コレステロール値	160mg/dL未満
総リンパ球数	800未満：高度の低栄養 800〜1,200未満：中等度の低栄養 1,200〜2,000：軽度の低栄養

*上記を参考に，血液検査値，尿検査値，総エネルギー必要量等からも必要な栄養が摂れているか注意します．

表4-3　低栄養の種類と原因

低栄養の種類	主な原因	改善の可能性
食事量の減少	精神的・社会的要因，摂食嚥下機能低下，上部消化管の問題（狭窄等）	栄養摂取量増加で改善
慢性疾患によるもの	悪性腫瘍，慢性炎症の持続（関節リウマチ等），COPD（慢性閉塞性肺疾患）等	初期には栄養介入の効果がある進行した場合は改善が困難
急性疾患によるもの	急性感染症（肺炎等），外傷等	原因疾患の改善に伴い改善可能

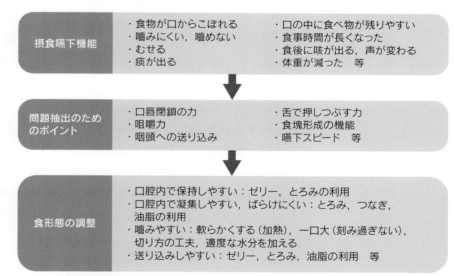

図4-2　食形態の工夫

　低栄養に関するすべての指標をクリアすることは困難なため，状態に応じた判断が求められます．

3. 食形態の工夫

　食べ方を観察して，問題があれば原因を探り，リハビリテーションを行うとともに，咀嚼機能，摂食嚥下機能に合った食形態に調整します（**図4-2**）．姿勢の調整，一口量，食べるペース，食具の工夫等も行います．

表4-4　非経口的栄養補助方法の種類

経鼻経管栄養（持続的）	胃の中まで挿入した管から栄養剤（流動食など）を注入
間歇的経管栄養（OE法，ITF等）	注入の度に口からチューブを挿入．注入終了後は抜去する
胃瘻（PEG）	腹壁と胃に穴を開けて胃瘻を造設しチューブを挿入，栄養や水分を注入する ※腸瘻，食道瘻の選択もあり
中心静脈栄養（IVH）	上大静脈と下大静脈 の太い静脈を利用した栄養補給
末梢静脈栄養（PPN）	末梢の静脈を通した栄養補給．実施期間は一般的に2週間程度

4．経口摂取と非経口的栄養補助方法

　経口摂取は自然な状態での栄養摂取方法であり，最後まで口から食べられるのが望ましいことです．しかし，加齢や疾患，またその進行に伴い，経口摂取が困難，または経口摂取だけでは十分な栄養量の確保が困難である場合，在宅療養者・家族などの介護者の同意のもと非経口的な栄養補給が選択されます（**表4-4**）．この場合でも，必要な栄養量を経管栄養で摂ったうえで，口から食べる楽しみとしての経口摂取，唾液の嚥下機能を保つための刺激としての経口摂取に向けた取り組みを考えます．在宅療養者が口から食べることで得られる喜びからQOLを高めるために，多職種連携の関わりを継続します．

5．日本摂食嚥下リハビリテーション学会嚥下調整食分類2021

　令和3年度介護報酬の改定により，居宅療養管理指導の様式に「日本摂食嚥下リハビリテーション学会嚥下調整食分類2021」（以下，学会分類2021とする）による食形態等を記載する項目が追加されました．

　この学会分類2021は国内の病院・施設・在宅医療および福祉関係者が共通して使用できることを目的に作成されています．

　原則的に段階を形態のみで示し，量や栄養成分の設定はされていません．また，高い咀嚼能力があっても嚥下ができない場合や，咀嚼能力は低くてもかなりのものを嚥下できる場合もあるため，留意が必要です（**図4-3**）．

日本摂食嚥下リハビリテーション学会嚥下調整食分類2021

コード 0j 嚥下訓練食品
若干の送り込み能力
均質で，付着性・凝集性・かたさに配慮したゼリー
（たんぱく質含有量が少ない）

コード 0t 嚥下訓練食品
若干の送り込み能力
均質で，付着性・凝集性・かたさに配慮したとろみ水（たんぱく質含有量が少ない）

コード 1j 嚥下調整食
若干の食塊保持と送り込み能力
均質で，付着性・凝集性・かたさ，離水に配慮したゼリー・プリン・ムース状のもの

コード 2-1 嚥下調整食
下顎と舌の運動による
食塊形成能力および食塊保持能力
ピューレ・ペースト・ミキサー食など，均質でなめらかで，べたつかず，まとまりやすいもの

コード 2-2 嚥下調整食
下顎と舌の運動による
食塊形成能力および食塊保持能力
ピューレ・ペースト・ミキサー食などで，べたつかず，まとまりやすいもので不均質なものも含む

コード 3 嚥下調整食
舌と口蓋間の押しつぶし能力以上
形はあるが，押しつぶしが容易，食塊形成や移送が容易，咽頭でばらけず嚥下しやすいように配慮されたもの
多量の離水がない

コード 4 嚥下調整食
上下の歯槽堤間の押しつぶし能力以上
かたさ・ばらけやすさ・貼り付きやすさなどがないもの
箸やスプーンで切れるやわらかさ

重 ← → 軽

嚥下食 ピラミッド*1)	特別用途食品*2)	UDF*3)	スマイル ケア食*4)
L0 （開始食）	えん下困難者用 食品許可基準Ⅰ	—	0
L3の一部 （とろみ水）	—	—	0
L1・2 （嚥下食Ⅰ・Ⅱ）	えん下困難者用 食品許可基準Ⅱ	かまなくてよい 区分4 （ゼリー状）	1
L3 （嚥下食Ⅲ）	えん下困難者用 食品許可基準Ⅱ・Ⅲ	かまなくてよい 区分4	2
L3 （嚥下食Ⅲ）	えん下困難者用 食品許可基準Ⅱ・Ⅲ	かまなくてよい 区分4	2
L4 （移行食）	高齢者ソフト食	舌でつぶせる 区分3	3
L4 （移行食）	高齢者ソフト食	歯ぐきでつぶせる 区分2 および 容易にかめる 区分1の一部	4

図4-3　日本摂食嚥下リハビリテーション学会嚥下調整食分類2021と他の分類との対応
日本摂食嚥下リハビリテーション学会嚥下調整食分類2021（日本摂食嚥下リハ会誌25（2）：135-149, 2021．https://www.jsdr.or.jp/wp-content/uploads/file/doc/classification2021-manual.pdf）[13] をご確認ください．

* 1) **嚥下食ピラミッド**：すべての食事を摂食嚥下の難易度にあわせて，常食から嚥下食までの6段階にレベル分けし，各レベルに食形態や，軟かさなどの物性条件が基準化されている．主に病院で使われていた．

■均一な物性：嚥下訓練食		■不均一な物性	
L0（レベル0）＝開始食		L3（レベル3）＝嚥下食Ⅲ	
L1（レベル1）＝嚥下食Ⅰ		L4（レベル4）＝移行食	
L2（レベル2）＝嚥下食Ⅱ		L5（レベル5）＝常食	

* 2) **特別用途食品**：乳児の発育や，妊産婦，授乳婦，えん下困難者，病者などの健康の保持・回復などに適するという特別の用途について表示を行う食品．表示の許可にあたっては規格または要件への適合性について国の審査を受ける必要がある．

食品表示企画課：特別用途食品について．消費者庁．
https://www.caa.go.jp/policies/policy/food_labeling/foods_for_special_dietary_uses/[14] より

* 3) UDF（ユニバーサルデザインフード）：介護食品の利用者の能力に対応して摂食しやすいように，形状，物性，および容器等を工夫して製造された加工食品および形状，物性を調整するための食品であり，日本介護食品協議会が自主規格により「区分1～4」と「とろみ調整」で構成されている．

日本介護食協議会：“ユニバーサルデザインフードとは”．https://www.udf.jp/outline/udf.html[15] より

* 4) スマイルケア食：農林水産省ではこれまで「介護食品」とよばれていたものの利用者の範囲を見直し，高齢者だけでなく，噛むことや飲み込むこと，栄養に関して問題があるという方々にも，幅広く利用してもらうための介護食品の枠組みを整備した．

＊固さ等の程度に応じて「黄」マーク表示の食品群は4段階，「赤」マークは次のような3段階に分けられている．

健康維持上栄養補給が必要な人向けの食品	「青」マーク
噛むことが難しい人向けの食品	「黄」マーク
飲み込むことが難しい人向けの食品	「赤」マーク

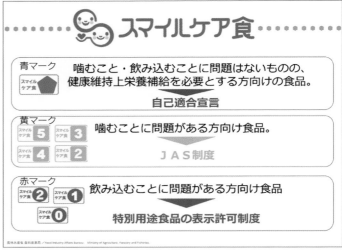

大臣官房新事業・食品産業部食品製造課：“スマイルケア食（新しい介護食品）”．農林水産省．https://www.maff.go.jp/j/shokusan/seizo/kaigo.html.[16] より

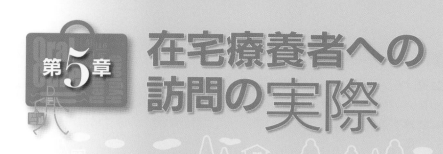

第5章 在宅療養者への訪問の実際

1 訪問前の情報収集と日程調整

1. 事前の情報収集

　歯科訪問診療の依頼を受けたら事前に必要な情報を収集します．依頼元（ケアマネジャー，訪問看護，家族等介護者，キーパーソン）に連絡をして，情報収集を行い，整理しておきます．これにより利用者の様子を頭に描き，どのような処置・ケアが必要か，さらに足りない情報は何かを考えて準備をします．

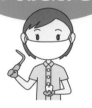

ケアマネジャーに聞いておきたいこと

- 介護認定度・要介護状態となった要因
- 主治医・病状の経過と現在の生活状況
- 服薬状況
- 主な介護者・キーパーソン
- ADLの状態
- サービス利用状況・種類（ケアプランより）
- 1週間のスケジュール（ケアプランより）
- 誰に連絡を取るか（キーパーソン）の連絡先
- 連絡をする時間帯

2. 訪問先（利用者宅）への連絡

　初回訪問日時を決めます．得られた情報からわかる範囲で，訪問先（利用者宅）と都合が合う日程をいくつかあげ，具体的な日時を相談します．アポイントメントを取る際に，訪問当日に用意していただくものを伝えます．たとえば保険証・お薬手帳類，日常使用している歯ブラシなどです．車で訪問する場合は，駐車スペースがあるか確認します．

3. 電話連絡時の注意点

質問事項 ……………………………

1. 訪問を希望する日時
2. 利用者・介護者の主訴・希望
3. 電源・水まわりの使用は可能か
4. 駐車スペースがあるか

伝えること ……………………………

1. 訪問当日に準備してもらうもの
2. 訪問する人数
3. 訪問する日時・場所の確認

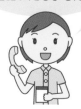

○○歯科の歯科衛生士の○○です．○○さんの訪問に伺いたいので，日にちや時間の相談をさせていただきたいと思い電話いたしました．

OK

質問は：分かりやすいように「はい・いいえ」で答えられるものや「AとBのどちらか」と答えが限定される質問方法を意識します．

伝える時は：正確に日時を伝えます．文節は短く，はっきりと，区切って話します．電話を切る前に，約束の日時・場所を再度確認します．カレンダーにメモしていただくように伝えたり，後でFAXを送る等，忘れないための工夫を行います．

専門用語は避ける：デンチャー，補綴物など．

早口にならない：早口だと聞き取りにくくなります．

言葉遣いに注意する：〜とか，〜ていうか，〜だし等や語尾をのばす話し方は耳障りで失礼です．

　歯科衛生士は，情報収集からアポイントメント調整まで行うコーディネーター役も担います．事前のコーディネートは重要な業務の一部であることを理解しておきましょう．

2. 訪問前の身支度と準備物品

　ここからは歯科医師の訪問後に，その指示を受けて行う歯科衛生士の訪問での口腔健康管理について述べます．

　訪問準備の基本的な流れは，歯科医師の訪問と同じです．

　必要な（不足している）情報を収集するために関係職種に連絡を取り，その後訪問先に連絡し訪問日時を決めます．訪問日時が決まったら，ケアマネジャーや依頼元に伝えます．

1．身支度と心構え

・**シミュレーション**：これまでの情報から状況を頭に描く

・**服装**：動きやすい清潔感のあるもの，脱ぎ履きしやすい靴，名札等の準備（**図5-1**）

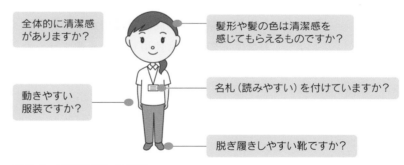

全体的に清潔感がありますか？

髪形や髪の色は清潔感を感じてもらえるものですか？

動きやすい服装ですか？

名札（読みやすい）を付けていますか？

脱ぎ履きしやすい靴ですか？

図5-1　訪問に適した服装

・**時間厳守**：交通状況等，やむを得ない理由で遅れる場合などは，必ず連絡を入れる

2. 訪問に必要な物品の準備

　チェックリストを作成しておき活用しましょう．また，準備後に再チェックすることも重要です（**図5-2，3**）．

・**基本物品**

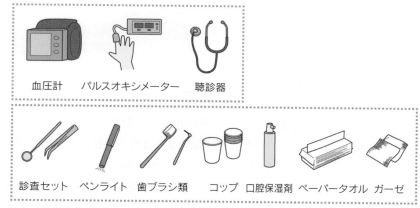

血圧計　　パルスオキシメーター　　聴診器

診査セット　ペンライト　歯ブラシ類　　コップ　口腔保湿剤　ペーパータオル　ガーゼ

図5-2　基本物品

・**感染症対応**

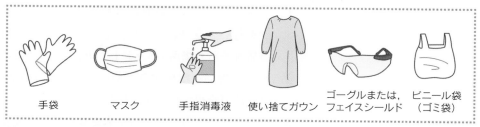

手袋　　　　マスク　　　手指消毒液　　使い捨てガウン　ゴーグルまたは，　ビニール袋
　　　　　　　　　　　　　　　　　　　　　　　　　　　　フェイスシールド　（ゴミ袋）

図5-3　感染症対応

　個々の利用者に必要な物品について予測を立てて，ケア用品，リハビリ用品等をコンパクトにまとめて用意しておきましょう．

その他　在宅への歯科衛生士単独訪問に必要な物品‥‥‥‥‥‥‥‥‥‥‥‥‥‥‥‥‥
1．口腔機能管理に必要な物品（リハビリ用品，介護食品等）
2．携帯電話
3．必要な書類

　（再掲）あらかじめ事前情報を読み込んでおき，個々の利用者の状態を想像（イメージ）しておきます．必要な事項（準備物・場所等）をメモしておくなど，効率良く動けるように工夫しましょう．
　当日は事前に電話をしてから訪問します．利用者に準備をお願いすることがあれば伝えておきます．

3 在宅訪問

1. 在宅への初回訪問

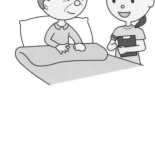

玄関に入る前に：コートや雨具を脱いでからインターホンを鳴らす．

脱いだ靴：そろえて隅に寄せる．

入室時：手指消毒液で消毒（可能であれば手洗い）．

話し方：話すペースはゆっくり，言葉は短くわかりやすく伝える，等．

2. 訪問時の注意点

挨拶：最初の印象は非常に重要です．「こんにちは○○歯科医院の歯科衛生士○○です」と明確に伝えましょう．挨拶のあと，訪問の目的を述べます．まずは相手に受け入れられることが大切です．そのために視線，表情，立ち位置，声の大きさ・話すスピード・言葉遣い等に注意しましょう．

コートや雨具：車に置くか玄関や部屋の隅等に，許可を得て置きましょう．

3. 利用者・介護者と話をする時の注意点

1．居室に入ったら，利用者本人の状態を確認します．バイタルサインのチェックを行い，意識状態，座位姿勢・歩行等の身体状況を観察します．口腔健康管理を行う場所（ベッド上，車椅子等）とその姿勢を確認します．

2．必要な物品を準備するための置き場所がなかったら，テーブルを借りるなど，許可を得て場所を確保します．

3．聞こえにくい方も多いので大きな声でゆっくり，はっきりを意識して話しましょう．

4．介護者の様子にも気を配りながら進めます．

4. 初回訪問時の情報収集と確認事項

口腔内の状況	主訴部位の確認，歯牙・粘膜・義歯の状態，口腔周囲の麻痺・傷の有無，口腔清掃状況，口腔機能
摂食嚥下機能に関すること	うがいの可否，咀嚼の状態，摂食嚥下の状態
食事の状況	姿勢・形態・内容・量・スピード，食事時間，むせ・嗄声，こぼれ，食具，介助の必要性
介護環境	介護力・理解力，家族構成，介護への思い，室内の様子
その他	介護保険証，介護保険負担割合証，医療保険証，障害手帳等の確認，歯科訪問診療・居宅療養管理指導利用の同意書類，お薬手帳
追加の情報収集	利用者の過ごしている状況（歩行や外出，ベッドの位置等），一日の過ごし方，趣味，介護者に関する情報（介護者の仕事，疾患や口腔ケアへの理解の程度，協力の程度，療養者への関わり方，現在の生活への満足度・希望など）

事前に道順・駐車場や交通機関を調べておきます．定刻に到着するために所要時間よりも余裕をもって歯科医院を出発しますが，万一，予定の時間に遅れそうな時は連絡を入れることを忘れずに．

5. 車椅子を利用している方への対応

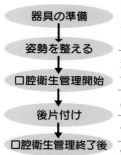

移動する時は手を腕置き（アームレスト）に置き，車輪に巻き込まれないように注意する

移動する時は必ず足がフットレストに乗っていることを確認する
特に麻痺などで足がフットレストに乗らない人は足を安定させる福祉用具を活用すると安心

介護者が車椅子を押す時は，なるべく身体を近づけ，ハンドグリップを両方持って移動する

麻痺で身体が傾く場合はクッションなどで傾かないように安定させる

移動時以外は必ずストッパーをかける

6. 口腔衛生管理の手順

表5-1　口腔衛生管理の手順

器具の準備	いつも使用している口腔ケア用品の確認をする．洗面所やコンセント，テーブル等の使用は許可を得てから行う．ベッド回りなどは物が置きにくいことが多いので，最低限の器具，器材をどのように準備するか考えておく．
姿勢を整える	安全・快適に口腔衛生管理を行うことができる姿勢に整える（椅子，車椅子，ベッド）．側臥位の場合，麻痺があれば健側を下にする．唾液誤嚥を防ぐために頸部前屈になるような姿勢とする．
口腔衛生管理開始	必ず声を掛けてから口腔衛生管理を開始する．療養者の尊厳を守るものであることに留意する．
後片付け	使用した器具類，ゴミは手早くまとめる．借りた物，動かした物があれば，元の位置に戻す．汚さない．
口腔衛生管理終了後	実施内容を説明し，今日の状態，様子から今後の進め方について提案．次回訪問の予定を確認する．

7. 口腔衛生管理終了後

①伝えること

- 今日の内容：行ったこと，口腔内の状態，注意することなどを必要に応じて伝えます．専門用語は使わず，わかりやすく話します．
- 次回の訪問予定：次回の訪問日を確認し，紙に書いて渡す，カレンダーに記入する等，適する方法で伝えます．

②確認すること

- 体調：バイタルサインに変化がないか，気分が悪いなどの不快症状がないか
- 片づけ：使用したケア用品はきれいにして戻したか，借りた物（テーブル，洗面所等）は元に戻したか確認し，借りたことへのお礼を伝えます．
- その他：実施記録を記入．

居宅療養管理指導での訪問は毎回予約はしない．管理指導計画で同意を得た月2回や月4回に従い訪問の曜日と時間帯を決めている．双方に事情がない限り，定期的な訪問となる．

初回訪問では，コミュニケーションを上手に取る必要があります．言葉だけでなく，本当のニーズは何か，必要な支援は何かを探り，利用者，介護者，双方の状況・気持ちの理解を示すように心掛けます．

在宅訪問後に行うこと

1. 歯科診療所に戻り行うこと

- 器具の消毒・滅菌，物品の補充
- 毎回歯科医師への報告（報告書記入）
- 必要書類の記載（居宅療養管理指導の書類，または訪問歯科衛生指導の書類，業務記録等）
- 必要に応じケアマネジャーへ相談・報告の連絡
- 必要に応じ，多職種へ相談・報告の連絡

「歯科衛生士による居宅療養管理指導に係るスクリーニング・アセスメント・管理指導計画」の用紙 ………………………

毎回歯科医師に報告し（上記），利用者の口腔状態が医療における対応を必要とする場合は，利用者または介護者の同意を得て指示を行った歯科医師を通して指定居宅介護支援事業者等に情報提供を行う.

（第4章p.17参照）

訪問歯科衛生指導に係る記録 ………………

1. 患者氏名
2. 訪問先
3. 指導の実施時刻（開始時刻と終了時刻）
4. 療養上必要な事項に関する情報
5. 実地指導を行った歯科衛生士の署名

毎回，本人（または家族などの介護者）に渡す

第6章 在宅療養者の口腔健康管理の事例

事例について

　この事例は，令和3年4月の介護報酬改定で示された居宅療養管理指導の新たな様式（様式3 p.17参照）に合わせて作成しています．また，歯科衛生士が行うことの経過がわかるように，初回のアセスメント，指導計画，SOAP，実施記録を提示（SOAP）したうえで，歯科衛生介入の効果も理解できるように初回および数週間後の訪問時の記録を示しています．

　「口腔から利用者の生活を支える」という視点で口腔健康管理を行うヒントになれば嬉しく思います．

業務記録について

　歯科衛生士は実施した内容・評価・その後の対応について業務記録を作成する必要があります．記録の方法として問題志向型システムに基づいた記載方法であるSOAPについて簡潔に示します．

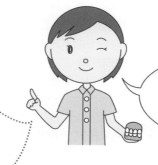

81歳　女性：【現病歴・既往歴】脳出血後の後遺症，高血圧症

1. 基本情報

依頼者	家族（長女）
依頼内容	長女から，「片麻痺で上手くケアができていないようだ，義歯の状態も合っているか心配，以前に通院でかかっていた先生に診てもらいたい」
障害高齢者生活自立度	A1　認知症高齢者生活自立度　自立
認定情報	要介護2
食形態	☑経口摂取 ☑常食 □嚥下調整食（□4 □3 □2-2 □2-1 □1j □0t □0j） □経腸栄養 □静脈栄養
誤嚥性肺炎の発症・罹患	□あり（発症日：令和　年　月　日）☑なし
服薬	ニフェジピンL錠，プラバスタチンNa錠，ランソプラゾールOD錠，マグミット錠
会話	可
歩行	可（右上下肢軽度の麻痺，歩行器で室内移動は可能）
介護サービス	訪問介護・訪問看護・配食サービス
特記事項	独居，長女は市内在住で就労しており訪問は日曜日のみ，毎日電話で様子の確認を行っている．

家族構成図
○＝本人，○＝女性，□＝男性，●■＝死亡
☆＝キーパーソン（同居家族は○で囲む）

厚生労働省の様式に該当する項目は表の中で白抜きとなっています

2. スクリーニング，アセスメント

記入者・記入年月日	（氏名）歯科　衛子		令和○年8月3日
口腔衛生状態	口臭	☑あり □なし □分からない	
	歯の汚れ	☑あり □なし □分からない □無歯顎	
	義歯の汚れ	☑あり □なし □分からない □義歯なし	
	舌苔	☑あり □なし □分からない	
口腔機能の状態	食べこぼし	□あり ☑なし □分からない	
	舌の動きが悪い	☑あり □なし □分からない	
	むせ	□あり ☑なし □分からない	
	痰がらみ	□あり ☑なし □分からない	
	口腔乾燥	☑あり □なし □分からない	
（以下の評価は歯科医師の判断により必要に応じて実施）			
歯科疾患等	歯数	8 歯（内残根 2 歯）	
	歯の問題（う蝕，破折，脱離等）	☑あり □なし □分からない	
	歯周病	☑あり □なし □分からない	
	粘膜の問題（潰瘍等）	□あり ☑なし □分からない	
	義歯の問題（不適合，破折）	☑あり □なし □分からない	
特記事項	上顎部分床義歯，下顎全部床義歯を使用しているが不適合により調整が必要． セルフケアは1日3回，利き手の右手が麻痺しており，左手で行っている．義歯の着脱は行えているが義歯清掃は困難． 朝・昼食は訪問介護が調理したり，長女が週1回手料理を冷凍して持ってきたものを食べ，夕食は配食サービスを利用している．常食であるが，食事量は少しずつ減ってきている．BMI 18.3．		

S：（Subject）主観的情報

- 利用者（またはその家族等介護者）が話した内容などから得られた情報
- 利用者の問題に対する考え方
- 可能であれば，利用者の言葉をそのまま書く
  例）利用者が発した言葉，訴え，自覚症状，家族が話した思いなど

O：（Object）客観的情報

- 歯科衛生士が利用者について観察したことから得られた情報
  例）口腔内所見や症状など
  　　検査値，測定値，バイタルサインなど
  　　利用者の様子，表情など

A：（Assessment）評価

- 主観的・客観的に得られた情報について分析したこと
- 利用者の問題の程度
- ＳとＯの情報から考えられること
  例）利用者が今どういう状態なのか，今後どういう問題が考えられるのか

P：（Plan）計画

- アセスメントに基づき，問題を解決するための方針・指導など
- 居宅療養管理指導計画の変更や追加についても記録する
  例）利用者の状態を改善するためのケアの方法など
- CP：ケア計画
  　歯科衛生士が実施するケアや訓練等
- EP：教育計画
  　対象者やその家族，関連する多職種に対する歯科保健指導等
- OP：観察計画
  　経過を観察・評価する等

＊SOAP形式で記載する時には，一貫性をもたせます．つまり，ＳとＯがＡに繋がり，ＡがＰに繋がっていなければなりません．ＳやＯと関連していないＡやＰを書かないようにしましょう．

1─脳血管疾患（脳出血後遺症）

81歳　女性：【現病歴・既往歴】脳出血後の後遺症，高血圧症

1. 基本情報

依頼者	家族（長女）			
依頼内容	長女から，「片麻痺で上手くケアができていないようだ，義歯の状態も合っているか心配，以前に通院でかかっていた先生に診てもらいたい」			
障害高齢者生活自立度	A1	認知症高齢者生活自立度		自立
認定情報	要介護2			
食形態	☑経口摂取（☑常食　□嚥下調整食（□4　□3　□2-2　□2-1　□1j　□0t　□0j）） □経腸栄養　□静脈栄養			
誤嚥性肺炎の発症・罹患	□あり　（発症日：令和　　年　　月　　日）　☑なし			
服薬	ニフェジピンL錠，プラバスタチンNa錠，ランソプラゾールOD錠，マグミット錠			
会話	可			
歩行	可（右上下肢軽度の麻痺，歩行器で室内移動は可能）			
介護サービス	訪問介護・訪問看護・配食サービス			
特記事項	独居，長女は市内在住で就労しており訪問は日曜日のみ．毎日電話で様子の確認を行っている．			

家族構成図

◎＝本人，○＝女性，□＝男性，●■＝死亡
☆＝キーパーソン（同居家族は○で囲む）

2. スクリーニング，アセスメント

記入者・記入年月日	（氏名）歯科　衛子	令和○年8月3日
口腔衛生状態	口臭 歯の汚れ 義歯の汚れ 舌苔	☑あり　□なし　□分からない ☑あり　□なし　□分からない　□無歯顎 ☑あり　□なし　□分からない　□義歯無し ☑あり　□なし　□分からない
口腔機能の状態	食べこぼし 舌の動きが悪い むせ 痰がらみ 口腔乾燥	□あり　☑なし　□分からない ☑あり　□なし　□分からない □あり　☑なし　□分からない □あり　☑なし　□分からない ☑あり　□なし　□分からない
（以下の評価は歯科医師の判断により必要に応じて実施）		
歯科疾患等	歯数 歯の問題（う蝕，破折，脱離等） 歯周病 粘膜の問題（潰瘍等） 義歯の問題（不適合，破折）	8　歯（内残根　2　歯） ☑あり　□なし　□分からない ☑あり　□なし　□分からない □あり　☑なし　□分からない ☑あり　□なし　□分からない
特記事項	上顎部分床義歯，下顎全部床義歯を使用しているが不適合により調整が必要． セルフケアは1日3回，利き手の右手が麻痺しており，左手で行っている．義歯の着脱は行えているが義歯清掃は困難． 朝・昼食は訪問介護が調理したり，長女が週1回手料理を冷凍して持ってきたものを食べ，夕食は配食サービスを利用している．常食であるが，食事量は少しずつ減ってきている．BMI 18.3．	

今後の生活の希望

本人：「今の独り暮らしの生活をできるだけ続けたい」

長女：「本人の望むように，今の暮らしを続けられるよう，今後も介護サービスを利用していきたい」

3. 居宅療養管理指導計画

初回作成日	令和○年8月4日		作成（変更）日	令和　　年　　月　　日
記入者	歯科医師：○○　○○　　　歯科衛生士：歯科　衛子			
目　標	☑歯科疾患（☑重症化予防　□歯科治療） ☑口腔衛生（☑自立　□介護者の口腔清掃 　技術の向上　☑専門職の定期的な口腔清掃等） ☑摂食・嚥下機能（☑維持　□改善）		☑食形態（☑維持　□改善） ☑栄養状態（□維持　☑改善） ☑誤嚥性肺炎の予防 □その他（　　　　　　　　）	
実施内容	☑口腔の清掃 ☑口腔の清掃に関する指導 ☑義歯の清掃 ☑義歯の清掃に関する指導		☑摂食・嚥下等の口腔機能に関する指導 ☑誤嚥性肺炎の予防に関する指導 ☑その他（独居であるため，会話や歌などで発語の機会を増やす）	
訪問頻度	☑月4回程度　□月2回程度　□月1回程度　□その他（　　　　　　　）			
関連職種との連携	訪問看護に口腔ケア，訪問介護に食事摂取量の情報の共有やセルフケアの声掛けの依頼			

詳細

長期目標	口腔内の衛生状態を良好に保ち，美味しく安全に食事ができる	
短期目標	ケア内容	期待される効果
口腔内を清潔に保つ	口腔清掃/義歯のセルフケアの方法，歯ブラシの選択・工夫	歯・粘膜・舌・義歯の清潔保持/歯科疾患の進行抑制/口臭の減少/誤嚥性肺炎の予防
美味しく安全に食べる	口腔周囲筋・頸部の運動/唾液腺マッサージ/発声	口腔周囲筋の機能維持・特に舌の動きの維持/嚥下機能の維持
必要物品	・セルフケア用にヘッドの大きいブラシ，介助者用の歯ブラシ，義歯ブラシ（吸盤付き） ・口腔機能向上訓練に必要な媒体（舌・口唇の体操のプリント）	
注意点	・義歯調整，適合状態の経過観察	

	短期目標	ケア内容
本　人	口腔内を清潔に保つ	・ヘッドの大きいブラシを使って磨く ・吸盤付義歯ブラシで義歯清掃を行う
	美味しく安全に食べる	・1日1回は食事の前に口腔体操を行う
訪問介護	口腔内の保清	・食後のセルフケアの声掛け
訪問看護	口腔内の保清	・義歯清掃，残存歯のケア

●初回訪問（長女の立会有り）

S	本人：「左手で磨くでしょ，だから上手く磨けないのよね」「歳かしらね．食欲はないし食べるのはおっくうで…」「口の中は痛みや変な感じはないわ」 長女：「本人は頑張っているけれど，利き手が動かず難しそうなので，歯や入れ歯の状態をみてほしいです」 「1人では食欲がわかないのか1日に2食しか食べないこともあり心配してます」
O	椅子に座って右手麻痺のため左手でヘッドの小さい歯ブラシを使い，歯磨きと義歯清掃を行う．口臭あり．歯・義歯ともにプラーク付着あり．うがいはむせなく実施できる．上顎部分床義歯，下顎全部床義歯を装着するも咀嚼時義歯が動く．
A	むせなく常食を摂れる機能があるが，独居孤食に加え義歯不安定による噛みにくさがあり，食事の回数・量が減っており，口腔機能低下・フレイルのリスクがある．左手の巧緻性が低く，用具が不適切のため，歯と義歯の清掃困難でプラークコントロールが不十分．
P	CP：歯科衛生士による口腔清掃・義歯清掃の実施 　口腔周囲・嚥下の機能に関しては現状を維持していくよう，介入時に運動を行う． EP：・口腔清掃指導 　適切な清掃用具の選択（セルフケア用にヘッドが大き目の歯ブラシ，吸盤付きの義歯ブラシを提案する） 　左手でのブラシの当て方や動かし方を鏡をみながら一緒に確認する． 　・口腔体操 　口腔機能低下のリスクについて説明し，口腔体操を毎日するように促す． 　・長女（電話）による食事を促す声掛けは継続してもらい，体重減少がみられるようなら，栄養補助食品使用などについて提案していく． OP：歯科医師による義歯の調整後，食事量，体重を確認していく．口腔衛生状態も確認していく．

利用者氏名：○○　○○

訪問日	令和○年8月17日　13時25分～13時50分		実施者	歯科　衛子
訪問先	☑自宅　□認知症グループホーム　□特定施設（有料老人ホーム，養護老人ホーム，軽費老人ホーム）			
歯科医師の同行の有無	□無し　☑有り　令和○年8月17日　13時05分～13時24分			
実地指導の要点	☑口腔の清掃 ☑口腔の清掃に関する指導 ☑義歯の清掃 ☑義歯の清掃に関する指導		☑摂食・嚥下等の口腔機能に関する指導 ☑誤嚥性肺炎の予防に関する指導 ☑その他（食事の回数や摂取量の確認）	
解決すべき課題	①歯・義歯の清掃不良 ②舌の動きの緩慢さ		③食事摂取量が減っている	
特記事項	☑実地指導に係る情報提供・指導（セルフケアの方法，自助具の使い方） ☑管理指導計画の見直しを含めた歯科医師からの指示（義歯調整後の外れやすさ，噛みにくさがないか経過を報告する）			
備　考				

●4週間後の訪問

S	本人：「入れ歯を合わせてもらって食べやすくなったわ．歯は前より磨けているかしら．ご飯を食べるのは自分のためだと思って3回食べているわよ」「歯磨きも毎日3回しているわ」
O	前回よりも表情も声も明るく覇気がある．歯の汚れは少量残るが，初回より少なく，口臭は減少．義歯は吸盤付きの義歯ブラシ使用と訪問看護によるケアが実施されている．むせはない．
A	義歯調整による義歯の安定，口腔衛生状態の改善，長女の継続した声掛けにより，食事摂取への意欲がみられ，朝食・昼食摂取ができ食事量の増加が認められた．長女以外と話す機会はないままで口腔機能維持のため口腔体操の継続は必要
P	CP：歯科衛生士による口腔清掃．　口腔周囲・頸部の運動の実施 EP：口腔周囲・頸部の運動を，毎日時間を決めて行ってもらうように，媒体とともに提案する． 　　訪問介護にも声掛けを依頼し，促してもらう OP：義歯の適合状態，口腔・義歯の衛生状態の確認を継続する

利用者氏名：○○　○○

訪問日	令和○年8月31日　13時10分～13時35分		実施者	歯科　衛子
訪問先	☑ 自宅　□ 認知症グループホーム　□ 特定施設（有料老人ホーム，養護老人ホーム，軽費老人ホーム　）			
歯科医師の同行の有無	☑ 無し　□ 有り　令和　　年　　月　　日　　時　　分～　　時　　分			
実地指導の要点	☑ 口腔の清掃 ☑ 口腔の清掃に関する指導 ☑ 義歯の清掃 ☑ 義歯の清掃に関する指導	☑ 摂食・嚥下等の口腔機能に関する指導 ☑ 誤嚥性肺炎の予防に関する指導 □ その他（　　　　　　）		
解決すべき課題	①食事摂取量の減少 ②自主訓練の実施と継続が困難			
特記事項	☑ 実地指導に係る情報提供・指導（欠食はなくなった） ☑ 管理指導計画の見直しを含めた歯科医師からの指示 （義歯調整により常食を継続できるか経過観察を行う）			
備　考	食事を準備する長女や訪問介護に噛みにくそうなものはないか確認する			

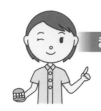

まとめ！

　ご主人の逝去後，独居です．「周りに迷惑をかけず1人で気ままに暮らしたい」，というご本人の希望が尊重されて，デイサービスは利用していません．長女との関係は良好です．長女が毎日電話し日曜日に訪問しています．脳出血後の右上下肢麻痺があり，室内での移動は歩行器使用・つたい歩きです．整容・着衣などは自分で行い，不十分なところを訪問介護，訪問看護で補っています．

　口腔のセルフケアに関しては吸盤付き義歯ブラシを取り入れるなど，ご本人ができることを引き出し，自立心を尊重しながら継続できるよう支援していきます．食事量の減少に伴う体重減少が進むと，筋力低下，フレイル，転倒などが心配されます．オーラルフレイル予防を意識して，訪問時の会話を多くすることや口腔体操の提案などをしていきます．

2―脳血管疾患（脳梗塞後遺症）

61歳　男性：【現病歴・既往歴】脳梗塞後遺症，右不全麻痺，構音障害，胃潰瘍

1. 基本情報

依頼者	ケアマネジャー			家族構成図
依頼内容	言葉が不明瞭で，気にされている．口腔ケアと口腔のリハビリをお願いしたい			◎＝本人，○＝女性，□＝男性，●■＝死亡 ☆＝キーパーソン（同居家族は○で囲む）
障害高齢者生活自立度	A1	認知症高齢者生活自立度	I	
認定情報	要介護3			61 — 59 ☆
食形態	☑経口摂取（□常食　☑嚥下調整食（☑4　□3　□2-2　□2-1　□1j　□0t　□0j）） □経腸栄養　□静脈栄養			
誤嚥性肺炎の発症・罹患	□あり　（発症日：令和　　年　　月　　日）　☑なし			
服　薬	イグザレルト錠，ファモチジンOD錠，センノシド錠			
会　話	可（発音が不明瞭なため，意思が伝わりにくい，言葉数が少ない）			
歩　行	杖歩行可　室内は杖歩行または車椅子使用．右足に装具着用．屋外は車椅子使用．			
介護サービス	デイケア週4回，配食サービス（週2回デイケアがない日）			
特記事項	妻はフルタイムで仕事をしている．利き手の右手は麻痺，左手にて食事自力摂取．デイケアに行かない日は1人で自宅で過ごせており，杖歩行でトイレへの移動は可能．			

2. スクリーニング，アセスメント

記入者・記入年月日	（氏名）歯科　衛子	令和○年5月31日
口腔衛生状態	口臭 歯の汚れ 義歯の汚れ 舌苔	☑あり　□なし　□分からない ☑あり　□なし　□分からない　□無歯顎 ☑あり　□なし　□分からない　□義歯無し ☑あり　□なし　□分からない
口腔機能の状態	食べこぼし 舌の動きが悪い むせ 痰がらみ 口腔乾燥	☑あり　□なし　□分からない ☑あり　□なし　□分からない ☑あり　□なし　□分からない ☑あり　□なし　□分からない ☑あり　□なし　□分からない
（以下の評価は歯科医師の判断により必要に応じて実施）		
歯科疾患等	歯数 歯の問題（う蝕，破折，脱離等） 歯周病 粘膜の問題（潰瘍等） 義歯の問題（不適合，破折）	上8　下9　歯（内残根　0　歯） ☑あり　□なし　□分からない ☑あり　□なし　□分からない □あり　☑なし　□分からない ☑あり　□なし　□分からない
特記事項	上顎は部分床義歯使用，下顎の部分床義歯は不適合のため使用していない．下顎の臼歯部が欠損しており，咀嚼が困難なため軟らかいものを摂取している．発音が不明瞭であり，聞き返されることも多く，そのため言葉数が少なくなっている．セルフケアは左手で1日2回実施している．昔は（若いころ）バンドマンであった．BMI 23．妻はフルタイムで仕事をしている．	

今後の生活の希望

本人：「もっとリハビリして歩いたり，話したりしたい」

妻：「本人が生活しやすいようになったらいいと思います」

3. 居宅療養管理指導計画

利用者家族に説明を行った日　令和〇年6月7日

初回作成日	令和〇年5月31日		作成（変更）日	令和　　年　　月　　日
記入者	歯科医師：〇〇　〇〇　　　歯科衛生士：歯科　衛子			
目　標	☑ 歯科疾患（□ 重症化予防　☑ 歯科治療） ☑ 口腔衛生（☑ 自立　□ 介護者の口腔清掃 　技術の向上　☑ 専門職の定期的な口腔清掃等） ☑ 摂食・嚥下機能（☑ 維持　□ 改善）		☑ 食形態（□ 維持　☑ 改善） ☑ 栄養状態（☑ 維持　□ 改善） ☑ 誤嚥性肺炎の予防 ☑ その他（口腔のリハビリテーション）	
実施内容	☑ 口腔の清掃 ☑ 口腔の清掃に関する指導 ☑ 義歯の清掃 ☑ 義歯の清掃に関する指導		☑ 摂食・嚥下等の口腔機能に関する指導 ☑ 誤嚥性肺炎の予防に関する指導 ☑ その他（呼吸訓練，口唇・舌の体操，ブローイング，発声練習）	
訪問頻度	☑ 月4回程度　□ 月2回程度　□ 月1回程度　□ その他（　　　　　　　）			
関連職種との連携	デイケアでのセルフケア，義歯清掃の声掛けやリハビリテーション時のカウントを声を出して行うなど，発声を促すよう協力を依頼．デイケアでの昼食の様子の情報共有を行う．			

詳細

長期目標	清潔な口腔の状態を維持し，楽しく会話できるようになる	
短期目標	ケア内容	期待される効果
義歯を装着して食事をする	（歯科医師による義歯調整後）義歯を装着して咀嚼練習	食事の取りやすさ/食事内容の充実/窒息のリスク軽減
発声・発語の回数を増やす	口腔周囲筋・頸部の運動/発語の促し/発声・構音訓練	口腔周囲筋の運動機能向上/声の出やすさ・出しやすさ
必要物品	・柄の太い歯ブラシ・歯間ブラシ ・口腔のリハビリテーションに必要な媒体	
注意点	・口腔清掃に関しては，口腔内の状態を見ながら，デイケアの職員と相談していく	

	短期目標	ケア内容
本　人	義歯を装着して食事をする	・上下とも義歯を装着して食べる
	発声・発語の回数を増やす	・新聞や本を声に出して読む ・媒体を参考にしながら，口腔のリハビリテーションを行う
デイケアの職員	義歯を装着して食事をする	・食前に義歯の装着を確認する
	発声・発語の回数を増やす	・会話を促す ・リハビリテーションを行う際，声を出しながら行う

●初回訪問（妻の立会有り）

S	本人：「ん〜大丈夫」 妻：「本人はリハビリへの意欲があります．自分でできること，伝えられることが増えていくと良いです」 「もともとバンドマンだったので，歌うことが好きで唄うんですよ」
O	セルフケア，口腔のリハビリの説明を熱心に聞かれている．問いかけには単語で返答するが不明瞭．食事は軟らかく調理してもらっている．むせはない．利き手に麻痺があるため，左手でセルフケアを行っているが清掃不十分．上顎の部分床義歯は左手で着脱可能．笑顔みられる．下顎の部分床義歯は痛みのため装着せず．
A	歯科衛生介入に対して意欲があり，下顎部分床義歯未装着のため臼歯部咬合がなく軟食になっている．左手でセルフケアするための適した道具が必要．リハビリ意欲が高いため口腔のリハビリテーションを提案する．
P	CP：歯科衛生士による口腔清掃・義歯清掃・口腔機能向上訓練の実施 EP：セルフケアの方法，左手での使いやすいケア用品などを提案する．義歯を装着しての食事を促していく．その後，食形態についても検討を行う．口腔のリハビリテーション（呼吸訓練，口唇・舌の体操，ブローイング，発声練習など） OP：セルフケアによる衛生状態の改善度の観察，義歯調整による常食の摂取可能かの観察と食形態の検討．口腔のリハビリテーションを行うことで発声の明瞭さを観察していく．

利用者氏名：○○　○○

訪問日	令和○年6月7日　13時25分〜14時00分		実施者	歯科　衛子
訪問先	☑自宅　□認知症グループホーム　□特定施設（有料老人ホーム，養護老人ホーム，軽費老人ホーム）			
歯科医師の同行の有無	□無し　☑有り　令和○年6月7日　13時00分〜13時20分			
実地指導の要点	☑口腔の清掃 ☑口腔の清掃に関する指導 ☑義歯の清掃 ☑義歯の清掃に関する指導		☑摂食・嚥下等の口腔機能に関する指導 ☑誤嚥性肺炎の予防に関する指導 ☑その他（呼吸訓練，口唇・舌の体操，ブローイング，発声練習）	
解決すべき課題	①下顎部分床義歯の不適合による痛みのため，軟食になっている ②セルフケアでは十分ではない ③発声が不明瞭，発語が少ない			
特記事項	☑実地指導に係る情報提供・指導（左手で行うセルフケアの方法について　　） □管理指導計画の見直しを含めた歯科医師からの指示（　　　　　　）			
備　考				

●4週間後の訪問

S	本人：「もう1週間経った？ 早いねぇ」「教えてもらった歯ブラシに換えたら磨きやすいね」「入れ歯も調整してもらったから痛くなくなったよ」
O	体調は安定し落ち着いており，笑顔みられる．車椅子から立ち上がり，杖で歩くところをみせてくれる．単語ではあるが前回よりも発語が多い．清掃状態が改善されている．先週の義歯調整により下顎部分床義歯も装着しての食事が可能となった．一口大の食材（容易に噛めるもの）から食べる練習をしている．むせなし．
A	セルフケアや口腔のリハビリテーションに対し，意欲あり．口腔の衛生状態も歯ブラシの変更，デイケアでの声掛けや歯科介入時のケアで改善傾向にある．義歯は左手で上手く着脱できている．義歯の適合状態が安定し，一口大のものが噛めている．
P	CP：歯科衛生士による口腔清掃・義歯清掃・口腔機能向上訓練の実施 EP：夏祭りの際に歌の発表の機会を作るようデイケアに協力要請する．目標をもつことで，口腔のリハビリテーションのモチベーションへと繋げていく． OP：食形態アップのタイミングをみるため義歯の適合と食事摂取の状況の関連について経過観察を継続する．

利用者氏名：○○　○○

訪問日	令和○年6月28日　13時00分～13時30分		実施者	歯科　衛子
訪問先	☑自宅　□認知症グループホーム　□特定施設（有料老人ホーム，養護老人ホーム，軽費老人ホーム）			
歯科医師の同行の有無	☑無し □有り　令和　　年　　月　　日　　時　　分～　　時　　分			
実地指導の要点	☑口腔の清掃 ☑口腔の清掃に関する指導 ☑義歯の清掃 ☑義歯の清掃に関する指導		☑摂食・嚥下等の口腔機能に関する指導（咀嚼訓練） ☑誤嚥性肺炎の予防に関する指導 ☑その他（呼吸訓練，口唇・舌の体操，ブローイング，音読）	
解決すべき課題	①食形態アップ ②口腔のリハビリテーションの継続			
特記事項	☑実地指導に係る情報提供・指導（デイケアスタッフへ歌う機会の提案） ☑管理指導計画の見直しを含めた歯科医師からの指示（食形態アップについて）			
備　考				

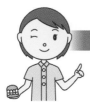

まとめ！　　口腔のセルフケア，口腔のリハビリテーションともに意欲があり，積極的に取り組んでいる方です．口腔衛生状態に改善が認められ，発声はまだやや不明瞭ですが，口腔リハビリテーションに取り組んでおり効果が出ています．下顎義歯の装着により咀嚼機能が改善され，食形態のアップも期待できます．美味しく食べられ，コミュニケーションがスムーズにでき，ご本人のやる気が維持するように働きかけ，歯科医師，他職種と連携して効果的に支援していきましょう．

3—認知症（アルツハイマー型認知症）

87歳　女性：【現病歴・既往歴】アルツハイマー型認知症，高血圧症

1. 基本情報

依頼者	家族（長女）
依頼内容	長女より「上の入れ歯がゆるくて落ちてしまう．下の入れ歯も当たって痛いところがあるようで，入れるとすぐに自分で外してしまうので診てほしい」

家族構成図
◎＝本人，○＝女性，□＝男性，●■＝死亡
☆＝キーパーソン（同居家族は○で囲む）

63 — 60 近所 ☆　■ — ⑧⑦ 87　57 — 56

長男同居だが就労中で近所に住む長女がキーパーソン

障害高齢者生活自立度	A2	認知症高齢者生活自立度	IIIa

認定情報	要介護2
食形態	☑経口摂取（☑常食　□嚥下調整食（□4　□3　□2-2　□2-1　□1j　□0t　□0j）） □経腸栄養　□静脈栄養
誤嚥性肺炎の発症・罹患	□あり　（発症日：令和　　年　　月　　日）　☑なし
服　薬	ニューロタン錠，ビオフェルミン錠，ガスターD錠，リバスタッチパッチ
会　話	可（意思の表出は不十分な場面もある）
歩　行	可　室内：手引き歩行，つかまり歩き　屋外：車椅子
介護サービス	デイサービス（通所介護）週2回，訪問介護
特記事項	数年前から徐々にもの忘れが始まり，現在は介助が必要な状況になっている． 依頼者の長女は歩いて5分ほどのところに住んでいる．

2. スクリーニング，アセスメント

記入者・記入年月日	（氏名）歯科　衛子	令和○年9月14日
口腔衛生状態	口臭 歯の汚れ 義歯の汚れ 舌苔	□あり　☑なし　□分からない ☑あり　□なし　□分からない　□無歯顎 □あり　☑なし　□分からない　□義歯無し ☑あり　□なし　□分からない
口腔機能の状態	食べこぼし 舌の動きが悪い むせ 痰がらみ 口腔乾燥	□あり　☑なし　□分からない □あり　☑なし　□分からない □あり　☑なし　□分からない □あり　☑なし　□分からない □あり　☑なし　□分からない

（以下の評価は歯科医師の判断により必要に応じて実施）

歯科疾患等	歯数 歯の問題（う蝕，破折，脱離等） 歯周病 粘膜の問題（潰瘍等） 義歯の問題（不適合，破折）	上0　下9　歯（内残根　2　歯） ☑あり　□なし　□分からない ☑あり　□なし　□分からない ☑あり　□なし　□分からない ☑あり　□なし　□分からない
特記事項	嚥下に大きな問題はみられない．うがいは可．促すことで，十分ではないがセルフケアの実施は可能．介助者のケアにより上下義歯の清掃状態は良好．上顎の全部床義歯，適合が悪くすぐに落ちてくる．下顎は部分床義歯，痛みがあり自分ですぐに外してしまう．食事は固いものは噛めないので，一口大に切り，軟らかく煮ている．残存歯の歯間部，歯頸部にプラーク付着あり．BMI 20.5.	

今後の生活の希望

本人：「元気に長生きしたい」

長女：「このまま家で生活していけたら良いと考えています．怪我や骨折などしないで今まで通り過ごしてほしいです．食べることが大好きだったので，入れ歯を入れて好きなものを食べてほしいです」

長男：「家族で協力して，できるだけ家でみていくつもりです．食べるのに困らないといい」

3. 居宅療養管理指導計画

利用者家族に説明を行った日　令和○年9月21日

初回作成日	令和○年9月14日		作成（変更）日	令和　　年　　月　　日
記入者	歯科医師：○○　○○　　歯科衛生士：歯科　衛子			
目　標	☑歯科疾患（☑重症化予防　☑歯科治療） ☑口腔衛生（☑自立　☑介護者の口腔清掃 　技術の向上　☑専門職の定期的な口腔清掃等） ☑摂食・嚥下機能（☑維持　□改善）		☑食形態（☑維持　□改善） ☑栄養状態（☑維持　□改善） ☑誤嚥性肺炎の予防 □その他（　　　　　　　）	
実施内容	☑口腔の清掃 ☑口腔の清掃に関する指導 □義歯の清掃 □義歯の清掃に関する指導		☑摂食・嚥下等の口腔機能に関する指導 ☑誤嚥性肺炎の予防に関する指導 □その他（　　　　　　　）	
訪問頻度	☑月4回程度　□月2回程度　□月1回程度　□その他（　　　　　　　）			
関連職種との連携	通所介護にて昼食前に義歯装着を確認してもらう． 通所介護にてセルフケアの声掛け，誘導，下顎残存歯の介助磨きの協力を依頼．			

詳細

長期目標	義歯を装着して，美味しく安心安全に食事をする	
短期目標	ケア内容	期待される効果
義歯を装着して食事をする	歯科医師による義歯調整/義歯を装着して咀嚼の練習	食事のしやすさ/食事内容の充実/誤嚥・窒息のリスク軽減
口腔内を清潔に保つ	口腔清掃/セルフケアの方法，歯ブラシの選択・工夫	歯・粘膜・舌・義歯の清潔保持/歯科疾患の進行抑制/誤嚥性肺炎の予防
必要物品	・歯ブラシ　・義歯ブラシ　・スポンジブラシ　・歯間ブラシ	
注意点	・本人ができることを妨げないよう，セルフケアの継続を支援する． ・義歯を装着し常食を安全に摂取できることで，在宅生活の継続，家族の調理負担，介護負担の軽減を図る．	

	短期目標	ケア内容
家　族	義歯を装着して食事をする	・食前に義歯の装着を確認する．　・下顎部分床義歯の紛失に注意する
	口腔内を清潔に保つ	・（口腔ケアの手順書があります）手順書に沿った介助磨き．義歯は外して清掃する．
通所介護スタッフ	義歯を装着して食事をする	・食前に義歯の装着を確認する．　・下顎部分床義歯の紛失に注意する
	口腔内の保清	・食後のセルフケアの声掛け，促し． ・（実施可能な範囲で）義歯清掃，残存歯の介助磨き．

●初回訪問（長女の立会有り）

S	本人：「こんにちは」 長女：「入れ歯がゆるくて落ちてしまいます．下の入れ歯も当たって痛いところがあるようで，気が付くと外していて，テーブルの上に置いてあったり，ベットに置いていることもあります」 「自分から進んで歯磨きはしないので弟がいる時は声を掛けているようです」
O	上顎の全部床義歯は不適合で緩い．下顎の右下顎頬移行部広範囲に傷あり，声掛けによりセルフケアは可能であるが，残存歯にプラーク付着やや多い．義歯は家族（長男・長女）の介助があり，清掃状態は良好．
A	上下ともに義歯不適合．下顎は義歯による褥瘡性潰瘍がみられ，歯科訪問診療での義歯調整が必要である．口腔清掃は自発性がなく，セルフケアの回数，時間，技術面において不十分である．今後，認知症の進行に伴い受療困難が予想されることから，現状維持のための定期管理が必要．
P	CP：歯科衛生士による口腔清掃・義歯清掃の実施 EP：口腔清掃指導 　本人）セルフケアを促す媒体を作成し，本人の目に留まるところに置く． 　介助者）可能であれば，介助者が歯磨きをするタイミングで一緒に磨くよう誘うなどして，セルフケアを促す声掛けの継続をしてもらう．介助者のための「歯磨きの手順書」を作成し，家族に適切な介助方法を指導する． 　通所介護スタッフ）通所介護スタッフへ昼食時の義歯装着の確認，口腔ケアの介助を依頼する． OP：セルフケアの実施状況と口腔清掃状態 　歯科治療後の義歯の装着状態，義歯による褥瘡性潰瘍の状態を経過観察する．

利用者氏名：○○　○○

訪問日	令和○年9月21日　15時10分〜15時40分		実施者	歯科　衛子
訪問先	☑自宅　□認知症グループホーム　　□特定施設（有料老人ホーム，養護老人ホーム，軽費老人ホーム）			
歯科医師の同行の有無	□無し　☑有り　令和○年9月21日　14時40分〜15時05分			
実地指導の要点	☑口腔の清掃 ☑口腔の清掃に関する指導 □義歯の清掃 □義歯の清掃に関する指導		☑摂食・嚥下等の口腔機能に関する指導 ☑誤嚥性肺炎の予防に関する指導 □その他（　　　　　　　）	
解決すべき課題	①義歯不適合 ②残存歯の清掃不良			
特記事項	☑実地指導に係る情報提供・指導（介助者長女に口腔ケアの方法） ☑管理指導計画の見直しを含めた歯科医師からの指示（義歯調整後の下顎褥瘡性潰瘍の経過を観察）			
備　考				

●2週間後の訪問（長女の立会有り）

S	本人：「あ…こんにちは」 長女：「入れ歯の調整してもらってから，入れて食べる時と，外してしまう時があります．家では入れ歯を外していることがあるけど，不思議なんですが，デイサービスでは入れ歯を外さないらしいです．」「歯ブラシと入れ歯用ブラシを買って，デイサービスに行く時のバックに入れています．今はデイサービスでも口腔ケアをしてもらっています．家では歯磨きはできる時と，できない時があります」

O	本人はリビングの椅子に座っており，体調は落ち着いている様子．歯科衛生士の口腔衛生管理は拒否なく受入れができている．残存歯のプラークは初回より減っている．食事摂取量に変化はない．下顎の右下齦頬移行部の傷は若干改善がみられる．
A	体調は安定．義歯調整により褥瘡性潰瘍の改善が認められた．介助者のケアにより，口腔衛生状態に改善が認められる．デイケアでは，義歯装着もケアの受け入れもできるが，家ではできない時があるのは，我慢しているのか，リラックスしたいためか，要因分析のため観察を続ける必要あり．
P	CP：歯科衛生士による口腔清掃・義歯清掃の実施 EP：家族へ力加減や歯ブラシの当て方など「歯磨き手順書」の説明をする． 　義歯調整について今後も調整の継続が必要なこと，義歯を外してしまう場合は無理をしないでよいことを説明した． OP：今後も義歯調整，経過観察を継続する．

利用者氏名：○○　○○

訪問日	令和○年9月28日　14時00分～14時30分		実施者	歯科　衛子
訪問先	☑自宅　□認知症グループホーム　□特定施設（有料老人ホーム，養護老人ホーム，軽費老人ホーム　）			
歯科医師の同行の有無	☑無し □有り 令和　　年　　月　　日　　時　　分～　　時　　分			
実地指導の要点	☑口腔の清掃 ☑口腔の清掃に関する指導 □義歯の清掃 □義歯の清掃に関する指導		☑摂食・嚥下等の口腔機能に関する指導 ☑誤嚥性肺炎の予防に関する指導 □その他（　　　　　）	
解決すべき課題	①口腔衛生状態の維持・介助者への指導の継続（快適な口腔ケア方法） ②義歯を外してしまう時がある（デイサービスでは外さなくなった）			
特記事項	☑実地指導に係る情報提供・指導（右下の傷は改善傾向．今後も義歯調整が必要） □管理指導計画の見直しを含めた歯科医師からの指示（　　　　　）			
備　考				

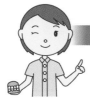

まとめ！

　認知症が進行すると会話ができていても，明確な意思表出が困難となることがあります．痛みなどの困り事を訴えられないことが少なくありません．

　ご家族の中には「高齢だから…，認知症だから…」と，歯科治療を諦めている方もいますが，口腔環境を整えることで常食の摂取が可能となりご家族の調理や介護負担の軽減に繋がることもあります．それは在宅生活の継続にも繋がります．

　介助の口腔ケアを拒否する場合には，歯科衛生士による口腔衛生管理で，不快ではない口腔ケアの体験を重ねることで，次第にケアが受け入れられることがあります．口腔ケアのコツを介護者に伝え，一緒に行うことで，毎日の負担を軽減します．ご家族だけでは困難な場合は，多職種の協力が必要です．

　認知症が進行すると歯科受診が困難となりがちです．早期に歯科受診を勧め，口腔健康管理を継続していくことが重要です．

4 ― 認知症（脳血管性認知症）

86歳　男性：【現病歴・既往歴】脳梗塞，脳血管性認知症，高血圧症

1. 基本情報

依頼者	訪問看護師	家族構成図
依頼内容	「麻痺側の右側に食物が溜まっており口腔ケアがうまくできない．歯磨きをすると出血する．舌も汚れている．口腔ケアの方法を教えてほしい」	◎＝本人，○＝女性，□＝男性，●■＝死亡 ☆＝キーパーソン（同居家族は○で囲む）

障害高齢者生活自立度	B2	認知症高齢者生活自立度	IIIa
認定情報	要介護4		

食形態	☑経口摂取（□常食　☑嚥下調整食（□4　☑3　□2-2　□2-1　□1j　□0t　□0j）） □経腸栄養　□静脈栄養
誤嚥性肺炎の発症・罹患	□あり　（発症日：令和　　年　　月　　日）☑なし
服　薬	バイアスピリン錠，ノルバスク錠，デパケンR錠
会　話	可（やや困難　話す速度はゆっくり）
歩　行	不可　車椅子使用（装具使用し歩行訓練中）
介護サービス	訪問看護，訪問リハビリテーション（理学療法士），デイケア：週1回，短期入所生活介護：月1回
特記事項	理学療法士の訪問リハビリテーション，デイケアで歩行訓練中．支えがあれば立つことが可能で5m程度歩くこともできる．仮性球麻痺（→p47参照）による嚥下障害あり．

家族構成図：86（□）─76（○☆），その下に ○─52（□），49（○）─□

2. スクリーニング，アセスメント

記入者・記入年月日	（氏名）羽賀　良子	令和○年4月1日
口腔衛生状態	口臭 歯の汚れ 義歯の汚れ 舌苔	☑あり　□なし　□分からない ☑あり　□なし　□分からない　□無歯顎 □あり　□なし　□分からない　☑義歯無し ☑あり　□なし　□分からない
口腔機能の状態	食べこぼし 舌の動きが悪い むせ 痰がらみ 口腔乾燥	☑あり　□なし　□分からない ☑あり　□なし　□分からない ☑あり　□なし　□分からない ☑あり　□なし　□分からない □あり　☑なし　□分からない
（以下の評価は歯科医師の判断により必要に応じて実施）		
歯科疾患等	歯数 歯の問題（う蝕，破折，脱離等） 歯周病 粘膜の問題（潰瘍等） 義歯の問題（不適合，破折）	上14　下14　歯（内残根　0　歯） ☑あり　□なし　□分からない ☑あり　□なし　□分からない □あり　☑なし　□分からない □あり　☑なし　□分からない
特記事項	麻痺側の右口角より流涎あり．左手で（利き手は右）セルフケアを実施しているが，不十分でありプラーク付着，麻痺側である右側には少量の食物残渣がある．右上下臼歯部には歯頸部う蝕が認められ，右上67はM2程度の動揺あり．水分にとろみ剤の使用はなく，よくむせる．	

今後の生活の希望

本人：「今のように家とデイケアで過ごしていきたい．食べやすくなるといい」

妻　：「8020達成が自慢だった人です．定期的な受診ができなくなったので，必要なら
　　　ば歯科の訪問をお願いしたいです．ショートステイを利用しながら，今の暮らし
　　　が続けられたら良いと思っています」

3. 居宅療養管理指導計画

利用者家族に説明を行った日　令和○年4月8日

初回作成日	令和○年4月4日		作成（変更）日	令和　　年　　月　　日
記入者	歯科医師：○○　○○　　　　　歯科衛生士：羽賀　良子			
目　標	☑歯科疾患（☑重症化予防　☑歯科治療） ☑口腔衛生（☑自立　☑介護者の口腔清掃 技術の向上　☑専門職の定期的な口腔清掃等） ☑摂食・嚥下機能（□維持　☑改善）		☑食形態（☑維持　□改善） ☑栄養状態（☑維持　□改善） ☑誤嚥性肺炎の予防 □その他（　　　　　　　）	
実施内容	☑口腔の清掃 ☑口腔の清掃に関する指導 □義歯の清掃 □義歯の清掃に関する指導		☑摂食・嚥下等の口腔機能に関する指導 ☑誤嚥性肺炎の予防に関する指導 ☑その他（水分にとろみを付ける）	
訪問頻度	☑月4回程度　□月2回程度　□月1回程度　□その他（　　　　　　　）			
関連職種との連携	デイケアや短期入所生活介護の施設職員と食形態，嚥下の様子について情報共有．デイケア，訪問看護での口腔ケアを依頼．			

詳細

長期目標	誤嚥性肺炎の予防，残存歯の維持	
短期目標	ケア内容	期待される効果
歯磨き時の出血をなくす	口腔清掃/セルフケアの方法，歯ブラシの選択・工夫	歯・粘膜・舌の清潔保持/歯科疾患の進行抑制/口臭の減少/誤嚥性肺炎の予防
美味しく安全に食べる	口腔周囲筋・頸部・舌の運動/音読・発声/食形態・とろみの検討	口腔周囲筋の機能維持/嚥下機能の維持/流涎の減少
必要物品	・歯ブラシ　・歯間ブラシ　・粘膜ブラシ（くるりーなブラシ®）　・洗口剤 ・口腔機能向上訓練に必要な媒体（くるりーなブラシ®を使い，舌・口唇へのストレッチと刺激）	
注意点	・口腔機能，嚥下機能の低下から誤嚥・窒息リスクが高い． ・セルフケアのうがい時にむせやすい．姿勢に注意する． ・モチベーション維持のために励ましや誉めることを取り入れる．	

	短期目標	ケア内容
本　人	口腔内を清潔に保つ	・左手で右の口唇を閉じるようにしてブクブクうがいをする． ・歯磨きは，出血や動揺歯もあるためゆっくり優しく磨く．
家　族	美味しく安全に食べる	・水分にはごく薄い（ドレッシング程度）とろみが必要． ・食事は軟らかく煮る，小さく切るなどする． ・食前に舌・口唇の体操を行うよう声掛けをする．
訪問看護 デイケア職員 短期入所生活介護職員	口腔内の保清	・麻痺側である右側に口腔内の問題が多いことを伝え，口腔ケアの介助を依頼する．

●初回訪問（妻の立会有り）

S	本人：「歯磨きは自分でするけど，右手が使えないのでうまく磨けないし，血が出る．こぼれて食べにくいね」 妻：「8020だったんですよ．今は歯医者に通っていないんですけど，脳梗塞になるまでは2か月に1回，必ず歯医者で検診していたんですよ」
O	麻痺側である右側口角より流涎が常にある．麻痺側に食物残渣が残留，プラーク付着が認められる．右上下臼歯部歯頸部う蝕がみられる．右上67歯周ポケットが5〜7mm，出血がみられる．動揺度2．軟口蓋から咽頭部へ粘性痰の貯留が認められる．清掃用具が劣化している．水分はとろみなしで，自分でコップから飲めるが右口角より水が漏れるため，うがいも十分にできない．嚥下機能低下あり，むせやすい．
A	歯ブラシ圧が強くコントロールが困難で，用具の劣化が早い．圧がかかりにくい口腔清掃用具の提案が必要． うがいは，嚥下機能低下に加え，口唇閉鎖が不十分なため，姿勢に配慮し声掛けをして行うことが必要． う蝕や歯周病の進行が認められ，セルフケアに加え介助者による口腔ケアが必要．
P	CP：歯科衛生士による口腔清掃，口唇閉鎖訓練を実施． EP：歯ブラシ圧軽減のため，電動ブラシもしくはヘッドが大きく軟かめのブラシを提案する． 　家族の介助磨きの方法を指導する． 　デイケアでの昼食後の口腔ケアをお願いする． 　口唇閉鎖訓練の指導． OP：口腔衛生状態改善度の観察，歯周ポケットの深さと動揺度の確認．

利用者氏名：○○　○○

訪問日	令和○年4月8日　15時25分〜15時50分	実施者	羽賀　良子
訪問先	☑自宅　□認知症グループホーム　□特定施設（有料老人ホーム，養護老人ホーム，軽費老人ホーム　）		
歯科医師の同行の有無	□無し　☑有り　令和○年8月17日　14時55分〜15時20分		
実地指導の要点	☑口腔の清掃　　　　　　　☑摂食・嚥下等の口腔機能に関する指導 ☑口腔の清掃に関する指導　☑誤嚥性肺炎の予防に関する指導 □義歯の清掃　　　　　　　☑その他（水分に薄いとろみを付ける．とろみ剤の □義歯の清掃に関する指導　使用方法を妻に指導）		
解決すべき課題	①麻痺側の流涎 ②水分でむせる ③口腔清掃不良 ④う蝕，動揺歯		
特記事項	☑実地指導に係る情報提供・指導（セルフケアの方法，口腔機能向上訓練，粘膜ブラシによる口腔内感覚の賦活化） □管理指導計画の見直しを含めた歯科医師からの指示（　　　　　）		
備考	本日右下67のう蝕治療を行った		

●2週間後の訪問（妻の立会有り）

S 本人：「歯磨きしてるよ．歯ブラシが軟かいので痛くない」
妻：「歯磨きはやらせてくれます．朝は忙しいので，うがいの準備をして自分でしてもらってます．夜や訪問看護がない時は，大変ですけど私がやっています．スポンジブラシも使ってます」

O 妻の介助者磨きにより麻痺側の食物残渣，プラークの付着と，歯肉出血が減少している．訪問看護師の説得もあり，水分には極薄いとろみ（ドレッシング状）を付けるようになり，むせは減っている．

A 歯間部の汚れが残るため口腔ケア介助は必要だが，家族（妻）の負担も大きい．
定期受診の継続や，口腔ケアの重要性は理解があるため，他者の受け入れは良好．

P CP：口腔清掃，口唇閉鎖訓練の実施．
EP：歯ブラシは本人が持ちやすいグリップに改良する．
妻に麻痺側の介助者磨きについて説明する．
訪問看護時に歯間ブラシによる歯間部のケアをお願いする．
食前に口腔の体操（舌や口唇の体操）を促す．媒体を作成し，妻へ実施の声掛けの協力をお願いする．
とろみを付けてむせが減っていること伝え，現状のとろみを継続する．
OP：とろみについては口腔内の残留の状態，むせの状態を観察しながら調整する．

利用者氏名：○○　○○

訪問日	令和○年4月22日　15時10分〜15時33分		実施者	羽賀　良子
訪問先	☑自宅　□認知症グループホーム　□特定施設（有料老人ホーム，養護老人ホーム，軽費老人ホーム　　）			
歯科医師の同行の有無	☑無し　□有り　令和　　年　　月　　日　　時　　分〜　　時　　分			
実地指導の要点	☑口腔の清掃 ☑口腔の清掃に関する指導 □義歯の清掃 □義歯の清掃に関する指導		☑摂食・嚥下等の口腔機能に関する指導 ☑誤嚥性肺炎の予防に関する指導 □その他（　　　　　　）	
解決すべき課題	①麻痺側の流涎 ③口腔清掃不良 ④う蝕，動揺歯			
特記事項	☑実地指導に係る情報提供・指導（水分にとろみを付けることを続ける．歯肉出血は減少） □管理指導計画の見直しを含めた歯科医師からの指示			
備　考				

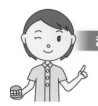

脳血管性認知症はダメージを受けた血管の部位により，機能障害に違いがあるため，本人の残存能力を把握して指導します．8020達成が自慢の方で，自分で磨く意欲もあります．清掃用品の工夫や周囲の協力を仰ぎ残存歯を維持できるよう関わります．ただし，脳血管性認知症は，意欲の低下や感情の起伏が激しいことがあるので注意して対応しましょう．

麻痺の影響で口唇閉鎖が難しく，流涎があります．口唇閉鎖が弱いと誤嚥しやすくなります．口腔内の感覚の刺激と口唇・舌の訓練等を行い，リスクに配慮して，食べることを支えていきましょう．

訪問に必要な知識

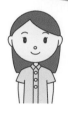

「球麻痺（きゅうまひ）」とは，延髄にある運動神経の障害による麻痺をいいます．舌，口唇，口蓋，咽頭，喉頭を支配する神経や筋肉が進行性の萎縮を起こし，嚥下障害や咀嚼障害，構音障害などをきたします．「仮性球麻痺」とは，両側の核上性の障害により，嚥下困難，構音障害，咀嚼障害を生じるものをいいます（多発性脳梗塞などによって引き起こされる）．球麻痺と症状が類似しています．嚥下に関しては下記のとおりです．

●球麻痺 ………… 嚥下反射は全く起こらないかきわめて弱い.
●仮性球麻痺 …… 嚥下反射が残っているが随意的に嚥下動作をするのが困難となり，奥舌に食塊が到達しても嚥下反射がなかなか起きないこともある.

5 — 神経難病（筋萎縮性側索硬化症：ALS）

53歳　男性：【現病歴・既往歴】筋萎縮性側索硬化症，誤嚥性肺炎

1. 基本情報

依頼者	訪問看護師
依頼内容	在宅療養者の妻から訪問看護に相談あり．「口臭が強くなってきた．口腔ケアしているが，うまくできていないのかもしれない．良い方法を教えてほしい」

家族構成図
◎＝本人，○＝女性，□＝男性，●■＝死亡
☆＝キーパーソン（同居家族は○で囲む）

障害高齢者生活自立度	B2	認知症高齢者生活自立度	自立
認定情報	要介護4		

食形態	☑経口摂取（□常食　☑嚥下調整食（□4　□3　☑2-2　□2-1　□1j　□0t　□0j）） □経腸栄養　□静脈栄養
誤嚥性肺炎の発症・罹患	☑あり　（発症日：令和○年3月3日）　□なし
服　薬	リルテック錠，ムコダイン錠，リボトリール錠（簡易懸濁法で胃瘻から注入）
会　話	不可（意思伝達装置使用）
歩　行	不可　室内：車椅子
介護サービス	訪問看護，訪問介護，訪問入浴介護，訪問リハビリテーション（理学療法士）
特記事項	胃瘻造設しているが現在は服薬のみに使用．食事は経口摂取のみだが，途中疲れることにより食事量は減少している． 今までの貯蓄により生活している．妻の介護で子供は保育園入所が可能となっている．

2. スクリーニング，アセスメント

記入者・記入年月日	（氏名）羽賀　良子		令和○年5月31日
口腔衛生状態	口臭	☑あり　□なし　□分からない	
	歯の汚れ	☑あり　□なし　□分からない　□無歯顎	
	義歯の汚れ	□あり　□なし　□分からない　☑義歯無し	
	舌苔	☑あり　□なし　□分からない	
口腔機能の状態	食べこぼし	☑あり　□なし　□分からない	
	舌の動きが悪い	☑あり　□なし　□分からない	
	むせ	☑あり　□なし　□分からない	
	痰がらみ	☑あり　□なし　□分からない	
	口腔乾燥	☑あり　□なし　□分からない	
（以下の評価は歯科医師の判断により必要に応じて実施）			
歯科疾患等	歯数	上14　下13　歯（内残根　0　歯）	
	歯の問題（う蝕，破折，脱離等）	□あり　☑なし　□分からない	
	歯周病	☑あり　□なし　□分からない	
	粘膜の問題（潰瘍等）	□あり　☑なし　□分からない	
	義歯の問題（不適合，破折）	□あり　☑なし　□分からない	
特記事項	唾液貯留，口角から流涎あり，唾液でむせることが増えている．歯周病は軽度．食事は軟食を経口摂取，水分にはとろみを付けている．食事は疲労から5分ごとに休憩が必要な状態であり，以前より摂取量は減少している．低栄養からの筋力低下や疲労も考えられる．日常の口腔ケアは妻が行っているが全体的に歯頸部に，プラーク付着，口蓋に痰，泡状の粘性唾液付着．		

今後の生活の希望

本人：（意思伝達装置使用）「これからもできるだけ口から食べたい」

妻　：「私が口腔ケアしているのですが，口臭が強くなってきたような気がして…今の磨き方で良いのか不安なのでみてほしいです．小さな子どもも居て，食事の用意が大変なのですが，本人が望んでいるので，可能であれば胃瘻ではなく，口から食べさせてあげたいです」

3. 居宅療養管理指導計画

利用者家族に説明を行った日　令和○年6月7日

初回作成日	令和○年6月2日	作成（変更）日	令和　年　月　日
記入者	歯科医師：○○　○○ 　　　歯科衛生士：羽賀　良子		
目　標	☑歯科疾患（☑重症化予防　□歯科治療） ☑口腔衛生（□自立　☑介護者の口腔清掃 技術の向上　☑専門職の定期的な口腔清掃等） ☑摂食・嚥下機能（☑維持　□改善）	☑食形態（□維持　☑改善） ☑栄養状態（□維持　☑改善） ☑誤嚥性肺炎の予防 □その他（　　　　　）	
実施内容	☑口腔の清掃 ☑口腔の清掃に関する指導 □義歯の清掃 □義歯の清掃に関する指導	☑摂食・嚥下等の口腔機能に関する指導 ☑誤嚥性肺炎の予防に関する指導 □その他（　　　　　）	
訪問頻度	☑月4回程度　□月2回程度　□月1回程度　□その他（　　　　　）		
関連職種との連携	訪問介護，訪問看護へ口腔ケアの協力を依頼し，ケア方法を共有する．多職種と経口摂取で可能な食形態と栄養必要量の問題など（経管栄養の併用など）相談していく．		

詳細

長期目標	誤嚥性肺炎を予防し，快適な口腔状態を維持する	
短期目標	ケア内容	期待される効果
口臭を減らす	介助者による口腔ケア/残存歯・舌・粘膜の清掃	口臭を軽減/味覚の賦活/口腔乾燥・衛生状態の改善/歯周病の改善
可能な限り，安全に経口摂取を継続する	嚥下機能の確認・評価/食形態の検討/口腔周囲筋・口腔内のマッサージ	安全な食事摂取/経口摂取の継続/誤嚥性肺炎リスクの低下/口腔周囲筋の機能維持
必要物品	・歯間ブラシ　・歯ブラシ　・スポンジブラシ　・拭き取り用口腔ガーゼ ・口腔保湿剤	
注意点	・誤嚥リスクが高いため，口腔ケア前後の吸引と姿勢に注意． ・疲労させない配慮をしながら口腔衛生管理と口腔機能の廃用予防． ・疾患の進行による嚥下機能・口腔機能の低下を予測して対応していく．	

	短期目標	ケア内容
家　族	口臭を減らす	・（口腔ケアの手順書があります）手順書に沿った口腔ケア． ・ケア中の唾液誤嚥に注意．
訪問看護	口腔内の保清	・（口腔ケアの手順書があります）可能な範囲で口腔ケアの実施．

●初回訪問（妻の立会有り）

S	本人：（意思伝達装置にて） 「唾液が多いのがいやです．口から食べたいですが，食べるのが疲れます」 妻：「昼間はほとんど車椅子に座っています．子どもがいるので主人に手がまわらないことも多くて． 口腔ケアはしているのですが，口臭が強くなってきた気がするので，口腔ケアの方法を教えてほしいです」
O	プラーク付着，口蓋に痰の少量付着，舌苔があり，口臭がある．口唇閉鎖不良で口角からの流涎あり，常に胸元にタオルを当てて吸い取るようにしている．口腔機能，嚥下機能の低下から，唾液の貯留と口腔乾燥がみられ，むせがある．会話中に患者が泣きだす場面あり．妻の表情がやつれているようにみえる．
A	妻が介護の主体であるが育児もあり，口腔ケアまで手がまわらず，口腔衛生状態が不良である． 摂食嚥下機能の低下と易疲労があり，安全に摂取できる食形態や量について検討が必要． 介護する妻に負担過重で疲労がみられるため，介護負担を軽減できる口腔ケア計画が必要．
P	CP：口腔清掃の実施． 　　口腔機能の維持を図るためのマッサージの実施． EP：口臭の原因がプラークや口腔乾燥との関連があることについて説明する． 　　口腔ケアの手順書（姿勢や頭部の位置を含む）を作成し，妻・訪問看護師に説明する． 　　口腔周囲筋のマッサージ．適切な食形態や安全に食べられる一口量について指導． 　　妻の疲労に考慮し，短時間で実施できる口腔ケアのポイントについて指導． OP：食事の安全性に注意し食形態を検討していく． 　　口腔清掃状態，歯肉の炎症状態，口臭の有無，口腔乾燥の有無，嚥下機能の確認・評価．口腔ケアに対する本人の気持ち，妻の気持ちの確認．妻の介護負担，疲労の様子にも注意していく．

利用者氏名：○○　○○

訪問日	令和○年6月7日　13時30分～14時10分		実施者	羽賀　良子
訪問先	☑自宅　□認知症グループホーム　□特定施設（有料老人ホーム，養護老人ホーム，軽費老人ホーム　　）			
歯科医師の同行の有無	□無し　☑有り　令和○年6月7日　13時05分～13時28分			
実地指導の要点	☑口腔の清掃 ☑口腔の清掃に関する指導 □義歯の清掃 □義歯の清掃に関する指導	☑摂食・嚥下等の口腔機能に関する指導 ☑誤嚥性肺炎の予防に関する指導 □その他（　　　　　　　）		
解決すべき課題	①唾液の貯留，流涎 ②口臭，口腔衛生状態不良による誤嚥性肺炎の再発リスク ③嚥下機能低下による経口摂取量の減少			
特記事項	☑実地指導に係る情報提供・指導（歯頸部への歯ブラシの当て方や磨き方，誤嚥しにくい姿勢について） □管理指導計画の見直しを含めた歯科医師からの指示（　　　　　　　）			
備　考				

●4週間後の訪問（妻の立会有り）

S	本人：（意思伝達装置にて） 「妻の歯磨きが上手になってさっぱりします．好きなものを食べられてます」 妻　：「主治医の先生から提案があって，本人が納得して（先週から）口から好きなものを食べて，胃瘻から栄養を入れるようにしています．栄養が摂れるようになって少しホッとしています」 「歯磨きは1日3回できています」
O	夫婦ともに表情が前回より明るく，落ち着いた雰囲気である． 顔はやや下向きで，流涎がみられる．初回時よりプラークの付着は減少，口臭も軽減している．朝・夜の経管栄養により最低限の栄養量を確保した上で，1日3回の経口摂取も行っている．1回にプリン1個程度を食べている．タイミングが合わないとむせることがある．
A	栄養が必要量摂取できるようになり，ご本人，ご家族とも精神的に安定した．口腔衛生状態が改善され，味がわかりやすくなっている．口腔衛生管理，口腔機能管理の継続が必要．
P	CP：口腔清掃の実施． 　　口腔機能の維持を図るためのマッサージの継続． EP：胃瘻直後の口腔ケアは嘔吐や逆流を誘発してしまうこともあるため，最低1時間は間隔を空け実施するよう指導．本人や妻の体調や疲労によっては，胃瘻前の口腔ケアも有効であることを説明 　　口腔ケアは疲労しないように短時間で実施できる内容を指導していく 　　妻や訪問看護に余裕がある時に口腔周囲筋のマッサージや口腔ケアの際に歯ブラシを使った頬のストレッチを行うよう指導する． OP：ご本人の食べたい気持ちを聞きながら，安全な経口摂取の継続のためにできることを家族・訪問看護・訪問介護・訪問リハビリと相談していく． 　　口腔清掃状態，食事量，食事の際のむせの有無，口腔機能維持のためのマッサージやストレッチの実施状況の確認をする．

利用者氏名：○○　○○

訪問日	令和○年6月28日　13時25分〜13時55分		実施者	羽賀　良子
訪問先	☑自宅　□認知症グループホーム　□特定施設（有料老人ホーム，養護老人ホーム，軽費老人ホーム　　）			
歯科医師の同行の有無	☑無し □有り 令和　　年　　月　　日　　時　　分〜　　時　　分			
実地指導の要点	☑口腔の清掃 ☑口腔の清掃に関する指導 □義歯の清掃 □義歯の清掃に関する指導		☑摂食・嚥下等の口腔機能に関する指導 ☑誤嚥性肺炎の予防に関する指導 □その他（　　　　　）	
解決すべき課題	①嚥下機能低下による誤嚥性肺炎の再発 ②唾液の貯留，流涎 ③経口摂取時タイミングが合わないとむせる			
特記事項	☑　実地指導に係る情報提供・指導（口腔ケアの実施のタイミング） □　管理指導計画の見直しを含めた歯科医師からの指示			
備　考	胃瘻を開始した．注入後時間を空けて口腔ケアをするよう指導．			

まとめ！ 　筋萎縮性側索硬化症（ALS）とは，筋肉を動かす運動神経が障害を受け，脳からの指令が伝わらなくなるため，手足・喉・舌の筋肉や呼吸に必要な筋肉などを自分の意志で体を動かせなくなる進行性の病気です．そのため声が出しにくい（構音障害），水や食物が飲み込みにくい（嚥下障害）状態から，声が出せない，飲み込めない状態になります．呼吸が困難になると気管切開をして人工呼吸器を装着しないと生命を維持できなくなります．人工呼吸器を使わなければ，発症から死亡までの期間は2〜5年です．

　「少しでも長く経口摂取ができるように」というご本人，ご家族の希望を尊重し，同時に栄養量の確保，安全な経口摂取に配慮しながら，口腔衛生状態の維持や廃用予防を行う必要があります．このケースでは小さなお子さんの子育てと介護を担う妻の心身の疲労にも十分配慮が必要です．症状の進行にあわせて，関わる職種すべてが現状に応じた対応と今後に起こる状況への対応策を共有していく必要があります．

6 — 神経難病（脊髄小脳変性症：SCD）

72歳　女性：【現病歴・既往歴】脊髄小脳変性症

1. 基本情報

依頼者	ケアマネジャー	家族構成図
依頼内容	夫からケアマネジャーに相談「口臭が気になる．口を開けないから歯磨きができない，どのようにしたらよいか」	◎=本人，○=女性，□=男性，●■=死亡 ☆=キーパーソン（同居家族は○で囲む）
障害高齢者生活自立度	C1　　認知症高齢者生活自立度　　Ⅳ	77☆ — 72
認定情報	要介護5	
食形態	□ 経口摂取（□ 常食 □ 嚥下調整食（□ 4　□ 3　□ 2-2　□ 2-1　□ 1j　□ 0t　□ 0j）） ☑ 経腸栄養　□ 静脈栄養	
誤嚥性肺炎の発症・罹患	☑ あり　（発症日：令和○年7月7日）　□ なし	
服　薬	ネオドパストン配合錠，アマンタジン塩酸塩錠，ツムラ大建中湯エキス	
会　話	困難	
歩　行	不可	
介護サービス	訪問看護，訪問介護，訪問入浴介護	
特記事項	胃瘻から栄養摂取している	

2. スクリーニング，アセスメント

記入者・記入年月日	（氏名）羽賀　良子		令和○年9月20日
口腔衛生状態	口臭 歯の汚れ 義歯の汚れ 舌苔	☑ あり　□ なし　□ 分からない ☑ あり　□ なし　□ 分からない　□ 無歯顎 □ あり　□ なし　□ 分からない　☑ 義歯無し ☑ あり　□ なし　□ 分からない	
口腔機能の状態	食べこぼし 舌の動きが悪い むせ 痰がらみ 口腔乾燥	□ あり　□ なし　☑ 分からない ☑ あり　□ なし　□ 分からない ☑ あり　□ なし　□ 分からない ☑ あり　□ なし　□ 分からない ☑ あり　□ なし　□ 分からない	
（以下の評価は歯科医師の判断により必要に応じて実施）			
歯科疾患等	歯数 歯の問題（う蝕，破折，脱離等） 歯周病 粘膜の問題（潰瘍等） 義歯の問題（不適合，破折）	上10　下13　歯（内残根　4　歯） ☑ あり　□ なし　□ 分からない ☑ あり　□ なし　□ 分からない □ あり　☑ なし　□ 分からない □ あり　☑ なし　□ 分からない	
特記事項	乾燥した剝離上皮や痰等が，口蓋，頰の内側，咽頭，口蓋側，舌側歯面に多く付着している．歯周病によりブラッシング時に出血がみられる．口腔周囲筋の緊張が強く開口困難である．下口唇の巻き込みもあることで下顎前歯は舌側傾斜が著しく，下口唇に上顎の歯牙による咬傷も認められる．口腔底に唾液貯留あり．口腔ケアは全介助で，訪問介護と訪問看護が1週間に計4回，夜はご主人が口腔ケアを実施しているが上手くできない．		

今後の生活の希望

夫：「身の回りの世話も歯磨きも，上手くできないところを教えてもらって，面倒みていこうと思っている．このまま自宅でみていくつもりだが，自分に何かあったら施設で面倒みてもらうしかない，とも思っている」

3. 居宅療養管理指導計画　　　　　　　　　　利用者家族に説明を行った日　令和○年9月27日

初回作成日	令和○年9月20日		作成（変更）日	令和　年　月　日
記入者	歯科医師：○○　○○　　　歯科衛生士：羽賀　良子			
目　標	☑歯科疾患（☑重症化予防　□歯科治療） ☑口腔衛生（□自立　☑介護者の口腔清掃 技術の向上　☑専門職の定期的な口腔清掃等） ☑摂食・嚥下機能（☑維持　□改善）		□食形態（□維持　□改善） ☑栄養状態（☑維持　□改善） ☑誤嚥性肺炎の予防 □その他（　　　　　　　）	
実施内容	☑口腔の清掃 ☑口腔の清掃に関する指導 □義歯の清掃 □義歯の清掃に関する指導		☑摂食・嚥下等の口腔機能に関する指導 ☑誤嚥性肺炎の予防に関する指導 ☑その他（口腔周囲の筋緊張を緩め開口しやすくする）	
訪問頻度	☑月4回程度　□月2回程度　□月1回程度　□その他（　　　　　　　）			
関連職種との連携	訪問看護・訪問介護に実施可能な範囲で口腔ケアや顔面のマッサージの方法を伝える．			

詳細

長期目標	誤嚥性肺炎を予防しながら快適な口腔で過ごす．	
短期目標	ケア内容	期待される効果
口臭や歯磨き時の出血を減らす	口腔清掃/粘膜の清掃/保湿剤の活用	歯科疾患の進行抑制/口臭の軽減/口腔乾燥の緩和/誤嚥性肺炎のリスク低下/口腔感覚の向上/爽快感
口腔周囲筋の緊張を緩和し開口しやすくする	口腔内マッサージ/口腔周囲筋・頸部の刺激とマッサージ	口腔周囲筋の緊張緩和/開口のしやすさ/口腔における感覚過敏の改善/口唇外傷の軽減
必要物品	・小さなヘッドの歯ブラシ（軟毛）　・ワンタフトブラシ　・歯間ブラシ ・スポンジブラシ　・粘膜ブラシ　・口腔保湿剤　・吸引器　・口腔清拭用ガーゼ	
注意点	・痛みのないケアで，口腔ケアの心地良さを感じてもらえるよう行う． ・可能であれば訪問看護と訪問介護にも，口腔周囲筋のマッサージや口腔ケアに協力してもらう．	

	短期目標	ケア内容
家　族	口腔内を清潔に保つ	・（口腔ケアの手順書があります）手順書に沿って口腔ケアを行う．
	口腔周囲筋の緊張緩和	・口腔ケア前と，可能であれば1日1〜2回の口腔周囲筋に対するマッサージを行う．
訪問看護 訪問介護	口腔内の保清	・（口腔ケアの手順書があります）手順書に沿って口腔ケアを行う．
	口腔周囲筋の緊張緩和	・口腔ケア前に口腔周囲筋のマッサージを行う．

●初回訪問（夫の立会有り）

S	本人：「…」 夫：「口を開けようとしないし，歯ブラシを噛んだら放さないから磨けない．歯ぐきから出血するし，口臭も気になる」
O	ベッド上，セミファーラー位．声掛けに表情変化あり．発語なし．開口して傾眠．舌の動きはほとんど認められない．口腔底以外は口腔乾燥が著しく，残存歯や粘膜に痰や剝離上皮等の乾燥した汚れが付着しており，強い口臭がある．発熱なし（KT36.3°）．口腔内に触れると口唇を閉じて力が入るが，声を掛けながら触れていくと力が抜け，口腔清掃可能となる．下口唇に咬傷あり．舌側・口蓋側についても清掃できるが，開口度1.5横指，下顎前歯の舌側傾斜のため手技はやや困難．ブラッシングによる出血がみられるが，拭き取りして容易に止血する．ケア後の表情は穏やかで口唇閉鎖している．
A	夫による口腔ケアに対して拒否があり，口腔衛生状態不良で強い口臭がある．歯科衛生士による口腔衛生管理への拒否はないことから，痛みや苦しさを伴わないように配慮し，さらに心地良いと感じられるような口腔ケアを行う．口蓋側・舌側のケアは開口量が少ないことでやや困難．口腔周囲筋の緊張がある．強い口腔乾燥のため，保湿をしてからでないと汚れが落ちにくい．
P	CP：脱感作，口腔周囲筋のストレッチ，保湿，口腔清掃の実施． EP：口腔周囲筋の緊張，開口度小，強い口腔乾燥があることから，口腔ケアは脱感作から開始し，筋を緩め，保湿してからケアを行うよう手順をご家族，訪問看護，訪問介護に伝える． 　加えて，訪問看護，訪問介護と訪問時間を合わせ，マッサージ，ストレッチ，口角の引き方，歯ブラシの挿入角度，挿入方法をみてもらいながら手技を伝え，実施を依頼する． OP：ブラッシングによる出血や粘膜の状態を観察する，口腔清掃状況，口腔乾燥の状態，口臭の有無についても観察する．

利用者氏名：○○　○○

訪問日	令和○年9月27日　14時15分〜15時40分	実施者	羽賀　良子
訪問先	☑自宅　□認知症グループホーム　□特定施設（有料老人ホーム，養護老人ホーム，軽費老人ホーム　）		
歯科医師の同行の有無	□無し　☑有り　令和○年9月20日　14時00分〜14時13分		
実地指導の要点	☑口腔の清掃 ☑口腔の清掃に関する指導 □義歯の清掃 □義歯の清掃に関する指導	☑摂食・嚥下等の口腔機能に関する指導 ☑誤嚥性肺炎の予防に関する指導 □その他（　　　　　）	
解決すべき課題	①歯肉出血，口腔乾燥，口臭がある ②口腔周囲筋の緊張があり，開口およびその保持が困難 ③残根，下顎前歯の舌側傾斜があり，口腔清掃の困難な箇所がある ④家族の介護に限界があり，多職種で協力する必要がある		
特記事項	☑実地指導に係る情報提供・指導（口腔周囲筋のマッサージについて） □管理指導計画の見直しを含めた歯科医師からの指示（　　　　　）		
備　考	マッサージ前にホットタオルで顔を包み込むようにして温めることも一案．		

●4週間後の訪問（夫の立会有り）

S

夫：「歯科衛生士さんや看護師さんの時はちゃんとできてるから，自分もできるかと思ったら，俺が歯ブラシを口に入れると，やっぱり噛んじゃって，全然上手く磨けないよ〜何でかな？」

O

ベッド上セミファーラー位にて，声掛けに開眼するが発語はない．やや開口しており，口臭あり．下口唇咬傷の増悪は認めない．ストレッチ中は脱力しているが，歯ブラシを挿入すると一瞬緊張するが，声掛けにより脱力できる．開口度に変化はないが，前回のような困難はなく，自ら開口しようとする様子もある．ブラッシング時の出血は，初回時よりかなり減少している．ケア後，わずかに舌の動き，嚥下反射もみられる．むせなし．

A

夫の口腔ケアへの拒否は，ブラッシング圧が強く口角の引き方が粗いことによるもの．口腔周囲のマッサージ，ストレッチを行うことで脱力することができる．口腔乾燥があり，保湿剤の使用が必要．訪問看護，訪問介護の口腔ケアにより歯肉の炎症が軽減している．

P

CP：声を掛けながら，頬，口腔周囲に触れ脱感作を実施．その後，保湿剤の塗布，口腔内より口唇，頬粘膜のストレッチ，ガムラビング等を行う．口腔清掃時に口腔保湿剤を使用する．
EP：夫に口腔ケアの力加減と保湿剤の使用方法について説明する．訪問介護・訪問看護の口腔ケアは継続してもらう．
　　口腔ケアで困難なところは訪問サービスの共有ノートに記載し共有後，検討する．口腔周囲の緊張緩和の方法や口腔乾燥への対策についても口腔ケアを行う者皆での情報共有を行っていく．
OP：口腔清掃状況，口腔乾燥の状態，口臭の有無保湿剤の使用状況について観察する．

利用者氏名：○○　○○

訪問日	令和○年10月18日　14時00分〜14時30分	実施者	羽賀　良子
訪問先	☑自宅　□認知症グループホーム　□特定施設（有料老人ホーム，養護老人ホーム，軽費老人ホーム　　）		
歯科医師の同行の有無	☑無し　□有り　令和　　年　　月　　日　　時　　分〜　　時　　分		
実地指導の要点	☑口腔の清掃　　　　　　　　　　　☑摂食・嚥下等の口腔機能に関する指導 ☑口腔の清掃に関する指導　　　　　☑誤嚥性肺炎の予防に関する指導 □義歯の清掃　　　　　　　　　　　☑その他（口腔保湿剤の使用回数・量，塗り重ねな □義歯の清掃に関する指導　　　　　　いよう指導）		
解決すべき課題	①口臭，口腔乾燥，歯肉の炎症による出血がある ②夫のケアは力が強いため緊張で開口が難しくなっている ③保湿剤を適切に使用する必要がある		
特記事項	☑実地指導に係る情報提供・指導（夫に口腔周囲のマッサージやブラッシング圧の力加減を指導） □管理指導計画の見直しを含めた歯科医師からの指示（　　　　　　　　）		
備　考			

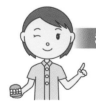

まとめ！

まずはケアマネジャーに複数の職種での口腔ケアの必要性を伝え，そして，他職種の専門性，業務内容を知ったうえで口腔ケアの協力が得られるか，どの程度可能かを考え依頼します．他職種との良好な関係性構築に重要なポイントです．ケアマネジャーの作成するケアプランに口腔ケアを入れてもらいます．
　夫の口腔ケアには緊張が強くなるようです．力加減や歯ブラシの動かし方を実際にみてもらう等，具体的に伝えることが有効です．イラストや写真を利用した手順書も伝わりやすいと思われます．
　必ず声を掛けて，痛みや不快のないケアを行うと緊張も緩みます．

7 — 神経難病（パーキンソン病：PD）

76歳　男性：【現病歴・既往歴】パーキンソン病，レビー小体型認知症，起立性低血圧

1. 基本情報

依頼者	ケアマネジャー		家族構成図
依頼内容	「胃瘻造設したが，食べることの回復を期待してのこと．本人の食べたい意欲があるので，経口摂取をすすめられないか診てほしい」		◎＝本人，○＝女性，□＝男性，●■＝死亡 ☆＝キーパーソン（同居家族は○で囲む）
障害高齢者生活自立度	C1　認知症高齢者生活自立度　IIa		76 ── 72 ☆
認定情報	要介護5		
食形態	☑経口摂取（□常食　□嚥下調整食（□4　□3　□2-2　□2-1　□1j　□0t　☑0j）） ☑経腸栄養　□静脈栄養		
誤嚥性肺炎の発症・罹患	☑あり　（発症日：令和○年5月○日）　□なし		
服薬	フロセミド錠，ミドドリン塩酸塩錠，イーシードパール配合錠，塩化ナトリウム，ドプスOD錠，ラコールNF経腸用半固形剤（錠剤は簡易懸濁法で注入）		
会話	可		
歩行	不可．リクライニング車椅子使用．		
介護サービス	訪問看護，訪問介護，訪問リハビリテーション（理学療法士・言語聴覚士），訪問入浴介護		
特記事項	誤嚥性肺炎・脱水の診断で入院，胃瘻造設となり，その後回復期病院へ転院するも，起立性低血圧が頻回に起きリハビリテーションが困難であった．入院前はつたい歩きができていたが（動作緩慢，易転倒あり），4か月後に在宅に戻った時点で立ち上がり困難で寝たきり状態．本人の食べたい意欲有，入院先では経口摂取の回復を期待しての胃瘻造設とのこと．		

2. スクリーニング，アセスメント

記入者・記入年月日	（氏名）伝田　瑠璃		令和○年7月20日	
口腔衛生状態	口臭	☑あり　□なし　□分からない		
	歯の汚れ	☑あり　□なし　□分からない　□無歯顎		
	義歯の汚れ	☑あり　□なし　□分からない　□義歯無し		
	舌苔	☑あり　□なし　□分からない		
口腔機能の状態	食べこぼし	□あり　☑なし　□分からない		
	舌の動きが悪い	☑あり　□なし　□分からない		
	むせ	☑あり　□なし　□分からない		
	痰がらみ	☑あり　□なし　□分からない		
	口腔乾燥	☑あり　□なし　□分からない		
（以下の評価は歯科医師の判断により必要に応じて実施）				
歯科疾患等	歯数	上3　下6　歯（内残根　0　歯）		
	歯の問題（う蝕，破折，脱離等）	☑あり　□なし　□分からない		
	歯周病	☑あり　□なし　□分からない		
	粘膜の問題（潰瘍等）	□あり　☑なし　□分からない		
	義歯の問題（不適合，破折）	☑あり　□なし　□分からない		
特記事項	上下顎に部分床義歯使用，日中は入れている．不適合がある．ベッド上で歯ブラシを使用してセルフケアを行っている．入院中にゼリーの経口摂取は行っていたが，退院後に妻がどのように進めてよいかわからず行っていない．ベッドのギャッジアップで低血圧となり失神が起きることがあるので注意する．BMI 19			

今後の生活の希望

本人：「ご飯が食べたい，リハビリして動けるようになりたい」

妻：「少しでも食べられるようになったら良いと思います．本人の望むことが少しでもできれば」

3. 居宅療養管理指導計画

利用者家族に説明を行った日　令和○年7月22日

初回作成日	令和○年7月20日		作成（変更）日	令和　年　月　日
記入者	歯科医師：○○　○○		歯科衛生士：伝田　瑠璃	
目　標	☑歯科疾患（☑重症化予防　☑歯科治療） ☑口腔衛生（☑自立　☑介護者の口腔清掃 技術の向上　☑専門職の定期的な口腔清掃等） ☑摂食・嚥下機能（□維持　☑改善）		☑食形態（□維持　☑改善） ☑栄養状態（☑維持　□改善） ☑誤嚥性肺炎の予防 ☑その他（排痰訓練）	
実施内容	☑口腔の清掃 ☑口腔の清掃に関する指導 ☑義歯の清掃 ☑義歯の清掃に関する指導		☑摂食・嚥下等の口腔機能に関する指導 ☑誤嚥性肺炎の予防に関する指導 ☑その他（ハフィング，巻き笛など）	
訪問頻度	☑月4回程度　□月2回程度　□月1回程度　□その他（　　　　　　　）			
関連職種との連携	経口摂取に関して歯科医師，訪問看護師，理学療法士，言語聴覚士と情報共有して実施していく． 摂食や口腔ケア時の姿勢に関して理学療法士に相談．			

詳細

長期目標	口腔の衛生状態を維持し，誤嚥性肺炎リスクを下げる．　安全な経口摂取の継続	
短期目標	ケア内容	期待される効果
誤嚥性肺炎を再発せず経口摂取を継続する	歯科医師による義歯の調整・必要時は嚥下内視鏡検査実施　義歯使用と姿勢を調整し嚥下直接訓練	嚥下機能の維持向上、口から食べる楽しみの継続
排痰の力を付ける	頸部の運動/排痰訓練（ハフィング・巻き笛など）	排痰のしやすさ/嚥下のしやすさ
必要物品	・歯ブラシ・粘膜ブラシ・義歯ブラシ・ガーグルベースン　・口腔機能向上訓練に必要な媒体	
注意点	・ベッドのギャッジアップ時起立性低血圧に注意　45度を超えると起きやすい． ・経口摂取に関してはゼリーで開始，安全に摂取できる量・回数を多職種で協働する． ・胃食道逆流による誤嚥予防のため，胃瘻注入後1時間はベッドを水平にしない．	

	短期目標	ケア内容
本　人	誤嚥性肺炎を再発せず経口摂取を継続する	・1日2回歯磨きをする ・媒体を参考にしながら，口腔の体操とハフィングを行う
家　族	誤嚥性肺炎を再発せず経口摂取を継続する	・セルフケアの促しし，夜に介助磨き，義歯を洗浄剤につける ・口腔の体操の声掛け励まし
看護師 言語聴覚士	排痰の力を付ける	・口腔ケア・排痰訓練を行ってから直接訓練

●初回訪問（妻の立会有り）

S	本人：「ご飯が食べたいです」 妻：「本人は食べたいといいますし，できるなら食べさせてあげたいですけど，難しいでしょうか」
O	誤嚥性肺炎・脱水で入院，胃瘻造設している．姿勢を整える時に起立性貧血がありリハビリが困難であった．表情はややかたい．こちらの問いかけに短い言葉での返答あり，会話ができる．上下顎部分床義歯装着するも不適合．義歯の着脱は自立．セルフケアは手の動きが悪い．孤立歯が多いため歯ブラシを上手く当てられない．痰絡みがあり，喀痰できない．
A	義歯調整の必要あり．経口摂取の希望があるが，誤嚥性肺炎の既往があり，多職種間で情報を共有し，注意して進める．セルフケアは，手の動きが悪く清掃不良で，ベッド上でのケアとなるが家族の介助が必要．ギャッジアップ時は起立性低血圧に注意が必要．
P	CP：口腔・義歯の清掃　口腔周囲の体操．ハフィング．発声を行い，動きやすく痰を喀出しやすくする． EP：歯科医師の義歯調整後，摂食時の姿勢について指示（ギャッジアップ30度・顎を軽く引く）．舌の送り込みの弱さを姿勢で補い安全に嚥下できるよう説明する． 　　経口摂取量と回数については訪問看護・訪問介護・言語聴覚士・理学療法士と共有する． 　　→口腔衛生状態を保つことの重要性と，家族による介助の必要性について本人・妻に説明する． OP：観察項目は，セルフケアや家族のケアの頻度，口腔清掃状態，食形態，1回の摂取量，食事の際の姿勢．

利用者氏名：〇〇　〇〇

訪問日	令和〇年7月22日　14時03分～14時35分		実施者	伝田　瑠璃
訪問先	☑自宅　□認知症グループホーム　□特定施設（有料老人ホーム，養護老人ホーム，軽費老人ホーム　　）			
歯科医師の同行の有無	□無し　☑有り　令和〇年7月22日　13時34分～14時00分			
実地指導の要点	☑口腔の清掃 ☑口腔の清掃に関する指導 ☑義歯の清掃 ☑義歯の清掃に関する指導	☑摂食・嚥下等の口腔機能に関する指導 ☑誤嚥性肺炎の予防に関する指導 □その他（　　　　　）		
解決すべき課題	①上下顎部分床義歯の不適合がある ②セルフケアでは清掃が十分ではない ③痰がからむ，力が弱く自力で出しにくい ④舌の送り込みが弱い			
特記事項	☑実地指導に係る情報提供・指導（ゼリー摂取前は口腔ケアと排痰訓練をする．むせたり声がガラガラしたら中止する） □管理指導計画の見直しを含めた歯科医師からの指示（　　　　　）			
備　考	ゼリーは1回に5口まで　舌の送り込みが弱いのでベッドは30度リクライニング位で重力を使った嚥下とし，咽頭後壁を伝わることで誤嚥リスクを軽減する			

●4週間後の訪問

S	本人：「ゼリー食べているよ．もっといろいろ食べたいね」「入れ歯は痛くないよ」 妻：「飲み込みの検査をしてもらってから，毎日口腔ケアをした後，食べさせています．ときどきむせます．その時はそこでやめてしまいます」
O	体調は安定し落ち着いており，初回に比べ自ら話をされる．会話時に少量の痰絡みがあったが自力で喀出できた．セルフケアに加え，妻の口腔ケアの介助により口腔内，義歯ともに清掃状態は良好である．歯科医師の嚥下内視鏡検査により，経口摂取のゼリーは10口までが限度となった． 理学療法士のリハビリでベッド上での拘縮予防の運動と呼吸リハを行っている．
A	口腔衛生状態が改善し，喀出，経口摂取が可能となった．しかし，経口摂取は5口を過ぎたあたりから咽頭残留やむせることがあるため，要観察である．血圧低下防止のためにベッドの背もたれ角度は45度以下でケアを行う必要がある．
P	CP：口腔・義歯の清掃を実施． EP：口腔衛生状態を保つため，安全に食べるために本人・妻に説明した． 　摂食およびケア時の姿勢について再度確認し，補助清掃用具の使用方法について指導． 　口腔周囲の体操．排痰訓練の実施．口腔ケア後に経口摂取をし，むせたらそこで中止し咳払いを行う． 　安定して食べられるように言語聴覚士と協働し摂食嚥下訓練を継続する． OP：セルフケアや家族のケアについて状態を観察する． 　口腔衛生状態，義歯の使用状況，経口摂取量，食事の際のむせの有無，発語．

利用者氏名：○○　○○

訪問日	令和○年8月28日　14時00分～14時37分	実施者	伝田　瑠璃
訪問先	☑自宅　□認知症グループホーム　□特定施設（有料老人ホーム，養護老人ホーム，軽費老人ホーム　）		
歯科医師の同行の有無	□無し　☑有り　令和　○年　8月28日13時15分～13時58分		
実地指導の要点	☑口腔の清掃　　　　　　☑摂食・嚥下等の口腔機能に関する指導 ☑口腔の清掃に関する指導　☑誤嚥性肺炎の予防に関する指導 ☑義歯の清掃　　　　　　□その他（　　　　　　） ☑義歯の清掃に関する指導		
解決すべき課題	①経口摂取時のむせと咽頭残留 ②痰がからむ．喀出力は不十分		
特記事項	☑実地指導に係る情報提供・指導（摂食嚥下訓練や経口摂取はon状態の時間帯に行う） □管理指導計画の見直しを含めた歯科医師からの指示（　　　　　）		
備　考	嚥下内視鏡検査でゼリー摂取．むせに注意しながら1回に10口までとした．		

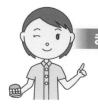

まとめ！

　神経難病（パーキンソン病）は，無動，手足の震え，こわばり，転びやすい等がみられる進行性の神経変性疾患です．疾患が進行すると歯磨き動作が困難になり，介助が必要になります．

　重症度や薬剤コントロールの状態により，嚥下障害が出やすく，誤嚥性肺炎を起こしやすい疾患です．パーキンソン病ではむせない誤嚥（不顕性誤嚥）が起こりやすいので，発熱や痰が増えたなどの全身状態の変化にも注意します．経口摂取再開では，たんぱく質を含まない0jを用いています．（たんぱく質を含む1jは肺炎を引き起こすリスクあり）

　治療は薬物でのコントロールがメインとなり，時間通りに服薬をすることが重要です．発症してからの年数が長くなるとWearing-off現象といって，薬の効果持続時間が短くなり次の内服前に効果が切れてしまうようになります．薬の効果があるon状態と，効果が切れたoff状態では，症状の出方が大きく異なります．一日の中でon状態の時間帯を確認し，そのタイミングで経口摂取や訓練，歯科治療や嚥下内視鏡検査の予定を組み込むことも大事です．進行性疾患のため，嚥下訓練だけでは嚥下機能の向上が難しいため，食形態や食べる時の姿勢を整えることで，より安全に経口摂取が継続できるように多職種と協働し支援していきます．

8──呼吸器疾患（慢性閉塞性肺疾患：COPD）

86歳　男性：【現病歴・既往歴】慢性閉塞性肺疾患，慢性胃炎，食道炎

1. 基本情報

依頼者	主治医
依頼内容	「嚥下機能評価および口腔衛生指導をお願いします」
障害高齢者生活自立度	A2　　認知症高齢者生活自立度　　Ⅱa
認定情報	要介護2
食形態	☑経口摂取（□常食　☑嚥下調整食（□4　□3　☑2-2　□2-1　□1j　□0t　□0j）） □経腸栄養　□静脈栄養
誤嚥性肺炎の発症・罹患	□あり　（発症日：令和　　年　　月　　日）　☑なし
服薬	アトルバスタチン錠，ランソプラゾールOD錠，ガスモチン錠
会話	可
歩行	可（室内：つかまり歩き，外出：車椅子）
介護サービス	訪問看護，居宅療養管理指導（管理栄養士）
特記事項	在宅酸素療法中現在1L/分．2か月前に食事中に喉に食物を詰まらせたエピソードがある．食事量が減っている．

家族構成図
◎＝本人，○＝女性，□＝男性，●■＝死亡
☆＝キーパーソン（同居家族は○で囲む）

79─72☆
49─45 近所

2. スクリーニング，アセスメント

記入者・記入年月日	（氏名）伝田　瑠璃	令和○年6月4日		
口腔衛生状態	口臭 歯の汚れ 義歯の汚れ 舌苔	☑あり　□なし　□分からない ☑あり　□なし　□分からない　□無歯顎 □あり　☑なし　□分からない　□義歯無し ☑あり　□なし　□分からない		
口腔機能の状態	食べこぼし 舌の動きが悪い むせ 痰がらみ 口腔乾燥	□あり　☑なし　□分からない ☑あり　□なし　□分からない ☑あり　□なし　□分からない ☑あり　□なし　□分からない ☑あり　□なし　□分からない		
（以下の評価は歯科医師の判断により必要に応じて実施）				
歯科疾患等	歯数 歯の問題（う蝕，破折，脱離等） 歯周病 粘膜の問題（潰瘍等） 義歯の問題（不適合，破折）	上7　下12　歯（内残根　0　歯） □あり　☑なし　□分からない ☑あり　□なし　□分からない □あり　☑なし　□分からない □あり　☑なし　□分からない		
特記事項	飲み込みにくく，むせることがある．上顎部分床義歯を使用しており，適合は良い，両側の臼歯部咬合があるが，咀嚼力は低下している．毎食後にセルフケアを実施しているが，プラーク，舌苔あり．むせや飲み込みにくいことから食事量が減っている．低栄養状態からの咀嚼力，嚥下力の低下が考えられることから歯科医師から医師に管理栄養士の訪問を依頼した．BMI 17.2			

今後の生活の希望

本人：「食事中にむせる，食物が飲み込みにくい．リハビリで良くなるなら行いたい」

3. 居宅療養管理指導計画

利用者家族に説明を行った日　令和○年6月11日

初回作成日	令和○年6月5日	作成（変更）日	令和　年　月　日
記入者	歯科医師：○○　○○　　　　歯科衛生士：伝田　瑠璃		

目　標	☑歯科疾患（☑重症化予防　□歯科治療） ☑口腔衛生（☑自立　□介護者の口腔清掃 技術の向上　☑専門職の定期的な口腔清掃等） ☑摂食・嚥下機能（□維持　☑改善）	☑食形態（□維持　☑改善） ☑栄養状態（□維持　☑改善） ☑誤嚥性肺炎の予防 ☑その他（口腔機能向上訓練）
実施内容	☑口腔の清掃 ☑口腔の清掃に関する指導 □義歯の清掃 □義歯の清掃に関する指導	☑摂食・嚥下等の口腔機能に関する指導 ☑誤嚥性肺炎の予防に関する指導 ☑その他（開口訓練，嚥下おでこ体操，巻き笛など）
訪問頻度	☑月4回程度　□月2回程度　□月1回程度　□その他（　　　　　　）	
関連職種との連携	口腔機能に合った食形態を管理栄養士と検討，摂取量，栄養補助食品などについて相談する．誤嚥性肺炎予防の観点から，訪問看護へ口腔ケアを依頼．	

詳細

長期目標	窒息や誤嚥性肺炎を予防しながら，美味しく安全に食事ができる	
短期目標	ケア内容	期待される効果
口腔内を清潔に保つ	口腔清掃/セルフケアの方法，歯ブラシの選択・工夫	歯・粘膜・舌の清潔保持/誤嚥性肺炎の予防
美味しく安全に食べる	口腔周囲筋・頸部・舌の運動/深呼吸/音読・発声/食形態の検討	口腔周囲筋の機能維持・向上/咀嚼力・嚥下機能の維持・向上/低栄養の改善
必要物品	・歯ブラシ　・歯間ブラシ　・義歯ブラシ　・舌ブラシ　・口腔機能向上訓練に必要な媒体・道具（巻き笛）	
注意点	・口腔ケア，口腔機能向上訓練の際にはパルスオキシメーターを使用するなど，呼吸状態に注意して行う．在宅酸素使用による口腔乾燥に注意する．	

	短期目標	ケア内容
本　人	口腔内を清潔に保つ	・歯磨き指導，舌のケア方法指導
	美味しく安全に食べる	・開口訓練，嚥下おでこ体操，上肢を上げて深呼吸，巻き笛を行う
訪問看護	口腔内の保清	・可能な範囲で口腔ケアの実施
	美味しく安全に食べる	・口腔機能向上訓練の声掛けと励まし
管理栄養士	美味しく安全に食べる	・摂食嚥下機能にあった食形態

●初回訪問（妻の立会有り）

S	本人：「むせることが多くて，飲み込みにくい．空腹を満たす量を食べられないのでリハビリで良くなるならやってみたい」
O	現在，嚥下調整食2-2であるが複数回嚥下となっている．疾患の特徴から複数回嚥下での食事は疲労が蓄積し，誤嚥を誘発してしまう．口唇閉鎖機能は良好．舌の動きが不良でなかなか飲み込めない．嗄声がある．歯科医師による嚥下内視鏡検査と嚥下機能診断により，鼻咽腔閉鎖機能良好，声帯の動き正常，喉頭蓋の反転がやや弱く，喉頭蓋谷，梨状窩に唾液の貯留あり．水3ccでむせが認められるが，喀出はできる．とろみ水3ccは複数回嚥下でおおむねクリアされるが，おかゆでは複数回嚥下でもクリアできず，とろみ水での交互嚥下によってクリアできる．送り込み，タイミング不良． 毎食後セルフケアを行っているが，残存歯の歯頸部を中心にプラーク付着，舌苔あり，義歯は清掃状態，保管方法も良好．
A	舌の動きが不良で送り込みが困難．咽頭部の残留により嗄声がある．まとまりが悪い食物は残留しやすい．嚥下機能低下のため，誤嚥性肺炎リスクが高く，食事量減少している．誤嚥性肺炎予防には摂食嚥下リハビリテーションと栄養摂取量の確保が必要．本人のリハビリ意欲は強い．嚥下調整食については，負荷なく摂取量を上げることを優先することが望ましい．義歯の衛生管理は良好であるが，セルフケアが不十分で特に歯頸部に清掃用具が当たっていない．
P	CP：口腔清掃．口腔機能向上訓練の実施． EP：口腔衛生状態の改善のために，セルフケアの手順書を示し，特に歯頸部のブラシの当て方を指導する．訪問看護にも口腔ケアを依頼する． 　口腔機能向上訓練の方法を指導．頑張り過ぎないよう，無理のない範囲で行う．また，嚥下調整食について一旦嚥下調整食2-1に落とし，負荷なく摂取量を上げることを優先することが望ましいと思われるため，主治医，歯科医師へ相談，検討をお願いする． OP：必要量の摂取ができているか主治医，歯科医師，管理栄養士と情報共有する． 　口腔清掃状況，舌苔の付着状況，口臭の有無，経口摂取量，舌圧検査結果など観察する．

利用者氏名：○○　○○

訪問日	令和○年6月11日　13時05分〜13時40分	実施者	伝田　瑠璃
訪問先	☑自宅　□認知症グループホーム　□特定施設（有料老人ホーム，養護老人ホーム，軽費老人ホーム　）		
歯科医師の同行の有無	□無し　☑有り　令和○年6月11日　12時10分〜13時00分		
実地指導の要点	☑口腔の清掃 ☑口腔の清掃に関する指導 ☑義歯の清掃 ☑義歯の清掃に関する指導	☑摂食・嚥下等の口腔機能に関する指導 ☑誤嚥性肺炎の予防に関する指導 ☑その他（市販の栄養補助食品の導入について）	
解決すべき課題	①食物が飲み込みにくい，むせがある ②食物を喉に詰まらせたエピソードがある ③呼吸器疾患があるため，気道感染のリスクが高い ④残存歯の清掃不良		
特記事項	☑実地指導に係る情報提供・指導（セルフケアの方法，摂食嚥下リハビリテーションの指導） □管理指導計画の見直しを含めた歯科医師からの指示（　　　　　　）		
備　考	BMI 17.2．低栄養の改善を図る．本日VE（嚥下内視鏡検査）実施（2-2・薄いとろみ）．嚥下に時間が掛かり，途中から疲労のためむせが増える．咽頭残留しやすいため，いったん嚥下調整食2-1に変更した		

●4週間後の訪問

S	本人：「毎日リハビリするのは大変だから無理な時はやらない日もある．でもお粥だけでなくて，うな重が食べられるようになりたい思って頑張ってるよ．今は毎日おやつにゼリーを食べてるけどね」 「体調も悪くなっていないし，訪問の皆から声を掛けてもらうと安心してできる」 「歯間ブラシはちょっと難しくて使ってない」
O	食形態を落としたことによって，食事時のむせは減少している．体重は1kg増加．訪問看護での口腔ケアの効果もありプラーク量は減少しているが歯間部，歯頸部にプラークの付着が認められる．
A	食形態の変更，栄養補助食品，口腔機能向上訓練が食事摂取量と体重の増加へと繋がっている．食べたい食事になっているか内容を検討する． 全体的にはプラーク量の減少が認められるも，セルフケアが不十分で，歯間部歯頸部にプラーク残存が認められ，口腔清掃用具の工夫が必要．
P	CP：口腔清掃．口腔機能向上訓練の実施． EP：過負担にならないような口腔機能向上訓練メニューを提案する．口腔機能向上訓練実施記録表を作成し，本人の頑張りが訪問している多職種間で共有できるよう，みえる形にする．食べたいものを具体的にあげてもらい，食形態アップの目標として取り組む． プラーク除去効果の高い毛束の多いブラシと使い勝手のより歯間ブラシへの交換と使い方を助言． OP：セルフケアの状況や口腔内の観察の継続． 口腔機能向上訓練についても負担なくできているか観察していく． 経口摂取量，舌圧検査結果．

利用者氏名：○○　○○

訪問日	令和○年7月9日　13時05分～13時30分		実施者	伝田　瑠璃
訪問先	☑自宅　□認知症グループホーム　□特定施設（有料老人ホーム，養護老人ホーム，軽費老人ホーム　　）			
歯科医師の同行の有無	☑無し　□有り　令和　　年　　月　　日　　時　　分～　　時　　分			
実地指導の要点	☑口腔の清掃 ☑口腔の清掃に関する指導 ☑義歯の清掃 ☑義歯の清掃に関する指導	☑摂食・嚥下等の口腔機能に関する指導 ☑誤嚥性肺炎の予防に関する指導 □その他（　　　　　）		
解決すべき課題	①食物が飲み込みにくい，むせがある ②食物を喉に詰まらせたエピソードがある ③呼吸器疾患があるため，気道感染のリスクが高い ④歯間部の清掃不良			
特記事項	☑実地指導に係る情報提供・指導（嚥下訓練は行えない日があるので "夕食前" と時間を決めて習慣にする） ☑管理指導計画の見直しを含めた歯科医師からの指示 （嚥下訓練継続と低栄養状態の改善により常食に戻せるか経過観察を行う）			
備　考				

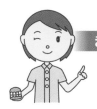

まとめ！　在宅酸素療法中で食事中にむせることがあり，食物が飲み込みにくいという訴えがある方です．食物を詰まらせたこともあるため，呼吸器内科主治医より，嚥下機能診断・評価および口腔衛生指導の依頼がありました．呼吸疾患の方へのアプローチでは，サチュレーション，血圧などのバイタルサインを確認しながら，嚥下訓練や口腔衛生管理を行うことが重要です．介護保険が優先されるので摂食機能療法は算定できず，居宅療養管理指導となります．低栄養状態が継続すると摂食嚥下機能低下がさらに進行し，ますます食べられなくなるという負のサイクルに陥ります．歯科医師から医師に訪問の管理栄養士の介入を依頼し，咀嚼機能に合わせた食形態調整や栄養摂取量の検討，栄養補助食品の導入ができました．

9 ― 悪性腫瘍（下咽頭癌）

80歳　男性：【現病歴・既往歴】下咽頭癌，胃がん（胃全摘後）

1. 基本情報

依頼者	主治医		家族構成図
依頼内容	「口から極少量をお楽しみで摂取して良いと伝えているが，誤嚥性肺炎を繰り返しており，口腔ケアの指導をお願いしたい」		◎＝本人，○＝女性，□＝男性，●■＝死亡 ☆＝キーパーソン（同居家族は○で囲む）
障害高齢者生活自立度	A2　認知症高齢者生活自立度　自立		
認定情報	要介護3		
食形態	☑経口摂取（□常食　☑嚥下調整食（□4　□3　□2-2　☑2-1　□1j　□0t　□0j）） □経腸栄養　☑静脈栄養		
誤嚥性肺炎の発症・罹患	☑あり　（発症日：令和○年5月20日）　□なし		
服薬	エルネオパNF2号輸液		
会話	可		
歩行	室内：つかまり歩き，屋外：杖歩行		
介護サービス	訪問看護，訪問リハビリテーション（理学療法士）		
特記事項	5年前に胃がんで胃全摘出，3年前に下咽頭癌となり放射線治療行い，一時は寛解していたが，昨年下咽頭癌が再発．現在，通過障害が疑われており，中心静脈栄養となっている．痛みはない．以前は食べることが好きで，自分でもよく料理していた．		

家族構成図：80（□）―76（○☆）、その下に □―52（○）、49（□）―○

2. スクリーニング，アセスメント

記入者・記入年月日	（氏名）歯科　衛子	令和○年7月1日
口腔衛生状態	口臭 歯の汚れ 義歯の汚れ 舌苔	☑あり　□なし　□分からない ☑あり　□なし　□分からない　□無歯顎 □あり　☑なし　□分からない　□義歯無し ☑あり　□なし　□分からない
口腔機能の状態	食べこぼし 舌の動きが悪い むせ 痰がらみ 口腔乾燥	□あり　☑なし　□分からない ☑あり　□なし　□分からない ☑あり　□なし　□分からない ☑あり　□なし　□分からない ☑あり　□なし　□分からない
（以下の評価は歯科医師の判断により必要に応じて実施）		
歯科疾患等	歯数 歯の問題（う蝕，破折，脱離等） 歯周病 粘膜の問題（潰瘍等） 義歯の問題（不適合，破折）	上2　下5　歯（内残根　2　歯） ☑あり　□なし　□分からない ☑あり　□なし　□分からない □あり　☑なし　□分からない ☑あり　□なし　□分からない
特記事項	上顎全部床義歯（残根上），下顎部分床義歯あり．中心静脈栄養になってから義歯未装着．セルフケアは歯ブラシではなく，スポンジブラシを使用している．痰は多いが，喀出できている．BMI 17.9	

今後の生活の希望

本人：「トイレに行けなくなったら，緩和ケア病棟へ行きたい．食べられなくなったら生きていてもしょうがない」

妻：「自宅で看てあげたい，希望をもって過ごしてほしい」

3. 居宅療養管理指導計画

利用者家族に説明を行った日　令和〇年7月8日

初回作成日	令和〇年7月3日		作成（変更）日	令和　年　月　日
記入者	歯科医師：○○　○○　　歯科衛生士：歯科　衛子			
目標	☑歯科疾患（☑重症化予防　☑歯科治療） ☑口腔衛生（☑自立　☑介護者の口腔清掃 技術の向上　☑専門職の定期的な口腔清掃等） ☑摂食・嚥下機能（□維持　☑改善）		☑食形態（□維持　☑改善） ☑栄養状態（☑維持　□改善） ☑誤嚥性肺炎の予防 ☑その他（口腔機能向上訓練）	
実施内容	☑口腔の清掃 ☑口腔の清掃に関する指導 ☑義歯の清掃 ☑義歯の清掃に関する指導		☑摂食・嚥下等の口腔機能に関する指導 ☑誤嚥性肺炎の予防に関する指導 ☑その他（義歯の使用）	
訪問頻度	☑月4回程度　□月2回程度　□月1回程度　□その他（　　　　　　）			
関連職種との連携	主治医，訪問看護と全身状態について情報共有していく．			

詳細

長期目標	誤嚥性肺炎を予防し，お楽しみの経口摂取を継続する	
短期目標	ケア内容	期待される効果
口腔内を清潔に保つ	口腔清掃（残根・粘膜）/セルフケアの方法の指導/舌苔を減らす	歯・粘膜・舌の清潔保持/誤嚥性肺炎の予防/味覚の改善
安全に経口摂取を継続する	食形態の検討/口腔周囲筋・頸部の運動/義歯を装着する	嚥下機能の維持向上/お楽しみ程度の経口摂取の継続
必要物品	・軟らかい歯ブラシ　・粘膜ブラシ　・義歯ブラシ　・口腔保湿剤　・ワンタフトブラシ ・口腔機能向上訓練に必要な媒体・吹き戻し	
注意点	・どの程度の食物が通過可能か，歯科医師と相談（必要であればVF（嚥下造影検査）を依頼）しながら進める． ・ご本人の希望を失くさないよう関わっていく． ・口腔がんも併発しやすいので口腔粘膜をよく観察していく．	

	短期目標	ケア内容
本人	口腔内を清潔に保つ	・軟らかい歯ブラシを使用してセルフケアを実施する．舌のケアを行う．
	安全に口から食べることができる	・義歯を装着して食事をする． ・食前に口腔体操を行う．音読や歌を歌う．
訪問看護	口腔内の保清	・（実施可能な範囲で）義歯清掃，残存歯の介助磨き．
	安全に口から食べることができる	・日中の義歯装着の確認． ・口腔機能向上訓練の声掛け，励まし．

●初回訪問（妻の立会有り）

S	本人：「食べられたら，元気なって，もっと動けそうだけどね」「食べてないから入れ歯は使ってないよ．ケースにしまっている」 妻：「前はリビングで椅子に座って過ごすことが多かったのに，食べられなくなってから，ほとんどベッドにいるようになっちゃって」
O	口腔乾燥中等度，残存歯，残根周囲にプラーク付着．痰の喀出はできる．セルフケアは歯ブラシを使用せず，入院中に使用していたスポンジブラシを使用し，拭き取りを行っている程度．義歯は義歯ケースに保管されており，清掃状態は良好．義歯の適合は良く装着可能． 現在は許可されている食物（ゼリーやプリン，とろみを付けたスープなど）を極少量（ティースプーン2分の1程度×10口まで）摂取．
A	摂取制限があり，食事量減少，咀嚼力不要により，意欲の低下のため，義歯は未装着，セルフケアが不十分．会話や食事での口腔機能維持が困難なため，さらなる口腔機能の低下や誤嚥性肺炎が危惧される．
P	CP：口腔清掃の実施． EP：セルフケア方法の指導． 　義歯装着ならびに口腔機能向上訓練の必要性を理解してもらう．口腔機能，嚥下機能評価を行い，本人の希望や気持ちに寄り添いながら，無理のない訓練方法を実施する． OP：口腔清掃状況，義歯の装着，安全に経口摂取ができているか観察する，口腔機能，嚥下機能評価，口腔機能向上訓練の実施状況．

利用者氏名：○○　○○

訪問日	令和○年7月8日　16時15分〜16時40分	実施者	歯科　衛子

訪問先	☑ 自宅　□ 認知症グループホーム　□ 特定施設（有料老人ホーム，養護老人ホーム，軽費老人ホーム　　）
歯科医師の同行の有無	□ 無し　☑ 有り　令和○年7月8日　15時50分〜16時10分
実地指導の要点	☑ 口腔の清掃　　　　　　　　　　　☑ 摂食・嚥下等の口腔機能に関する指導 ☑ 口腔の清掃に関する指導　　　　　☑ 誤嚥性肺炎の予防に関する指導 ☑ 義歯の清掃　　　　　　　　　　　☑ その他（今日から義歯を装着） ☑ 義歯の清掃に関する指導
解決すべき課題	①清掃不良　歯は歯ブラシを使って磨く ②義歯未装着 ③口腔の動きが少ない
特記事項	☑ 実地指導に係る情報提供・指導（セルフケア，口腔機能向上訓練，義歯装着） □ 管理指導計画の見直しを含めた歯科医師からの指示（　　　　　　　）
備　考	

●4週間後の訪問（妻の立会有り）

S	本人：「最近は前にみたいに入れ歯を入れてるよ．ゼリーでも入れ歯を入れて食べたほうが美味しく感じるね．体操もやってるよ．ときどきサボるけどね」 「歯磨きもやっているよ．食前の巻き笛も10回，楽にできるようになったよ」 妻：「一緒に音読や発声もやっているんですよ」
O	体調は安定し落ち着いている．今日は部屋着に着替えソファに座って待っていた．表情は良く活気がある．口腔衛生状態は改善されている．上下の義歯を装着している． 少量ではあるが，毎日経口で摂取できている．経口摂取後は痰がでるが，しっかり喀出できている，発熱もない．
A	前回よりも意欲が出て，口腔衛生状態並びに機能の維持が認められるが，少量だが痰が絡む．お楽しみの経口摂取を充実させるためには，本人の意欲の維持と保健行動の継続が必要．
P	CP：口腔清掃の実施．口腔機能維持のための訓練の実施． EP：セルフケア 　ご本人の気持ちが落ちていかないように．しかし，頑張りすぎる傾向もあるため，達成可能な近くの目標を決めながら進めていく． OP：口腔衛生状態，経口摂取量，口腔機能向上訓練の実施状況，会話の機会や活動状況について注意深く経過観察を行う必要がある．経口摂取の内容と量については主治医に相談し，多職種とも情報共有を行っていく．

利用者氏名：○○　○○

訪問日	令和○年8月5日　15時55分〜16時20分		実施者	歯科　衛子
訪問先	☑ 自宅　□ 認知症グループホーム　□ 特定施設（有料老人ホーム，養護老人ホーム，軽費老人ホーム　）			
歯科医師の同行の有無	☑ 無し □ 有り　令和　　年　　月　　日　　時　　分〜　　時　　分			
実地指導の要点	☑ 口腔の清掃 ☑ 口腔の清掃に関する指導 ☑ 義歯の清掃 ☑ 義歯の清掃に関する指導	☑ 摂食・嚥下等の口腔機能に関する指導 ☑ 誤嚥性肺炎の予防に関する指導 □ その他（　　　　　　　）		
解決すべき課題	①口腔機能訓練の継続 ②経口摂取の内容・量の確認が必要			
特記事項	☑ 実地指導に係る情報提供・指導（誤嚥性肺炎リスクを軽減し経口摂取の継続） □ 管理指導計画の見直しを含めた歯科医師からの指示			
備　考				

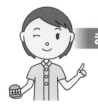 **まとめ！**

　下咽頭がんの再発のため食物の通過障害による誤嚥性肺炎を起こしています．経口摂取はリスクが伴いますが，食べることが本人の生きる意欲と直結しているので，できる限り続けたいところです．再発リスクを低減するために口腔の衛生状態を保ち，機能を維持するよう働きかけます．歯科医師の再評価により，改善が認められなければ，嚥下造影検査（VF）を専門機関に依頼します．

　本人や妻はどのように過ごしたいかを聴きつつ，予後を見極め，どのような支援が必要かなどを多職種で検討しながら取り組んでいきます．

10 ― 悪性腫瘍（膵体部癌）

84歳　男性：【現病歴・既往歴】膵体部癌，肝転移，癌性腹胸膜炎

1. 基本情報

依頼者	訪問看護師
依頼内容	「お看取りが近い様子で，ご家族は本人が食べたいものを食べさせたいと思っているが，義歯が合っておらず，食べられないと相談されたので診てほしい」
障害高齢者生活自立度	B2　認知症高齢者生活自立度　自立
認定情報	要介護3
食形態	☑経口摂取（□常食　☑嚥下調整食（☑4　□3　□2-2　□2-1　□1j　□0t　□0j）） □経腸栄養　□静脈栄養
誤嚥性肺炎の発症・罹患	□あり　（発症日：令和　　年　　月　　日）　☑なし
服薬	リリカカプセル，デカドロン錠，フェントステープ，酸化マグネシウム錠 オキノーム散，アンペック座薬，ボルタレン座薬
会話	可
歩行	だるさのために困難
介護サービス	訪問看護，訪問介護，訪問入浴介護
特記事項	尿道カテーテル留置

家族構成図
◎＝本人，○＝女性，□＝男性，●■＝死亡
☆＝キーパーソン（同居家族は○で囲む）

スクリーニング，アセスメント

記入者・記入年月日	（氏名）伝田　瑠璃	令和○年8月2日
口腔衛生状態	口臭	☑あり　□なし　□分からない
	歯の汚れ	☑あり　□なし　□分からない　□無歯顎
	義歯の汚れ	☑あり　□なし　□分からない　□義歯無し
	舌苔	☑あり　□なし　□分からない
口腔機能の状態	食べこぼし	□あり　☑なし　□分からない
	舌の動きが悪い	☑あり　□なし　□分からない
	むせ	☑あり　□なし　□分からない
	痰がらみ	☑あり　□なし　□分からない
	口腔乾燥	☑あり　□なし　□分からない
（以下の評価は歯科医師の判断により必要に応じて実施）		
歯科疾患等	歯数	上2　下6　歯（内残根　8　歯）
	歯の問題（う蝕，破折，脱離等）	☑あり　□なし　□分からない
	歯周病	☑あり　□なし　□分からない
	粘膜の問題（潰瘍等）	□あり　☑なし　□分からない
	義歯の問題（不適合，破折）	☑あり　□なし　□分からない
特記事項	口腔乾燥強く，残根周囲の汚れと口腔内全体に食物残渣などの汚れが付着．義歯が外れやすい（本人は義歯を入れたい）　BMI 17.3	

今後の生活の希望

本人：「入れ歯を入れて，美味しいものを少しでも食べたい」

子：「最期まで家でみたいと思います．余命は週単位だといわれているので，できるだけ
苦痛なく過ごしてほしいです」
「食べることが大好きなので，好きなものを美味しく食べてほしい」

3. 居宅療養管理指導計画

利用者家族に説明を行った日　令和○年8月9日

初回作成日	令和○年8月7日	作成（変更）日	令和　年　月　日
記入者	歯科医師：○○　○○　　　歯科衛生士：伝田　瑠璃		
目　標	☑ 歯科疾患（□ 重症化予防　☑ 歯科治療） ☑ 口腔衛生（☑ 自立　☑ 介護者の口腔清掃 技術の向上　☑ 専門職の定期的な口腔清掃等） ☑ 摂食・嚥下機能（☑ 維持　□ 改善）	☑ 食形態（☑ 維持　□ 改善） ☑ 栄養状態（☑ 維持　□ 改善） ☑ 誤嚥性肺炎の予防 □ その他（　　　　　　）	
実施内容	☑ 口腔の清掃 ☑ 口腔の清掃に関する指導 ☑ 義歯の清掃 ☑ 義歯の清掃に関する指導	☑ 摂食・嚥下等の口腔機能に関する指導 ☑ 誤嚥性肺炎の予防に関する指導 ☑ その他（軟かく，一口大に切った食事を提供するよう指導）	
訪問頻度	☑ 月4回程度　□ 月2回程度　□ 月1回程度　□ その他（　　　　　　）		
関連職種との連携	訪問看護との口腔ケアの共有・身体状況の情報共有		

詳細

長期目標	清潔な口腔の状態を維持し，食事を楽しむ	
短期目標	ケア内容	期待される効果
口腔内の不快症状を減らす	セルフケアの方法，歯ブラシの選択・工夫/保湿/舌ケアの方法	歯・粘膜・舌の清潔保持/爽快感/口臭の減少/口腔乾燥の緩和/味覚の改善
義歯を使用して食事をする	（歯科医師による義歯の調整後）義歯を入れて咀嚼の練習	食事の取りやすさ/好きなものを食べる
必要物品	・軟らかい歯ブラシ　・スポンジブラシ　・義歯ブラシ　・拭き取り用ガーゼ ・口腔保湿剤　・ガーグルベースン	
注意点	・全身状況に細心の注意を払い，無理をしない	

	短期目標	ケア内容
家　族	口腔内の保清により爽快感が得られる	・（口腔ケアの手順書があります）セルフケアができない時は手順書に沿って介助磨き
訪問看護	口腔内保清	・（口腔ケアの手順書があります）可能な範囲で口腔ケアの実施

●初回訪問（長女の立会有り）

S	本人：「口が乾くね，入れ歯が外れる，いろいろ食べたいね」 長女：「怠さのために自分で洗面所に行けなくなっちゃって，歯磨きしてないです．食べられる量は少なくなっているんですけど好きなものを食べてほしいです」
O	会話はしっかりできる．上下顎全部床義歯が不適合で，口腔乾燥もあり外れやすい．義歯の清掃不良．残根部周囲にプラーク付着，口蓋には少量の剥離上皮付着．
A	倦怠感の強さから移動もセルフケアも困難．今後は介護者による口腔ケアが必要，その受入れは良好．義歯不適合の影響で食事量は減少傾向のため，義歯調整と口腔内の保湿が必要．
P	CP：ベッド上，ファーラー位で口腔清掃実施，うがいもむせなく行える． EP：口腔ケアの方法がわかるよう口腔ケアの手順書を作成し，適切な口腔ケアの方法について指導 　　倦怠感が強い際はベッド上での介助磨きをするよう指導． 　　訪問看護への情報提供（義歯適合後，食べたいもの（寿司）を安全に食べるという目標・口腔健康状態）とともに，昼食時の義歯装着の確認と，セルフケアの促し，口腔ケアの実施をお願いする． 　　保湿剤使用のタイミングと使用方法について指導． OP：義歯の使用状況，経口摂取量，食事時のむせの有無，口腔乾燥状態について観察する．

利用者氏名：○○　○○

訪問日	令和○年8月9日　14時35分〜15時00分	実施者	伝田　瑠璃
訪問先	☑自宅　□認知症グループホーム　□特定施設（有料老人ホーム，養護老人ホーム，軽費老人ホーム）		
歯科医師の同行の有無	□無し　☑有り　令和○年8月9日　14時10分〜14時30分		
実地指導の要点	☑口腔の清掃　　　　　　　　☑摂食・嚥下等の口腔機能に関する指導 ☑口腔の清掃に関する指導　　☑誤嚥性肺炎の予防に関する指導 ☑義歯の清掃　　　　　　　　☑その他（唾液腺マッサージの指導） ☑義歯の清掃に関する指導		
解決すべき課題	①口腔乾燥 ②セルフケア困難，清掃不良 ③義歯の不適合，清掃不良		
特記事項	☑実地指導に係る情報提供・指導（ベッド上での口腔ケアの方法やケア中の唾液を誤嚥しないよう姿勢について指導） ☑管理指導計画の見直しを含めた歯科医師からの指示（義歯調整後の様子を報告する）		
備　考			

●2週間後の訪問（次女の立会有り）

S	本人：「入れ歯は2回調整してもらってずいぶん良くなったよ，落ちてこない」 次女：「お陰様で入れ歯が使えるようになりました．ありがとうございます．今は姉と交代で毎日来ているので，口腔ケア頑張っています．ウトウトしている時は難しいけど訪問看護師の方も口腔ケアをしてくれるので助かっています」「本人と私たちで話し合って延命処置はせずに，身体の痛みがないようにしてもらうよう先生にはお願いしました」

O	歯科医師の義歯調整で日中，義歯の使用ができている．口腔乾燥があり，軟口蓋に少量の痰の付着がみられるも，清掃状態は良好．食事は水分のみをスプーンで数口程度，固形物はほとんど摂れていない．
A	看取りの時期が近づいており，摂取できるのはわずかな水分のみである．口腔乾燥も強くなり痰が増え，喀出力も弱くなってきているが回復は困難なため，こまめな口腔ケアと保湿が必要．
P	CP：ベッド上にてファーラー位で口腔清掃を実施． EP：介助によるケアを継続し，痰が増えており，付着したらすぐに拭き取れるよう，ケアを頻回に行うこと，ならびに，今後，自力でのうがいが困難になる可能性を考慮し，スポンジブラシによるふき取りも併せて行うよう指導．スポンジブラシによる口腔ケアの手順書を早急にご家族と，訪問看護にお渡しする．歯科医師と相談の上，義歯使用は，本人の要望に沿うように装着してもしなくてもよいことを家族に伝える． OP：痰の付着の状態，介護者による口腔ケアの状態と状況を観察する．少しでも安寧・安楽が得られるようにご本人の要望を聞きながら介入する．

利用者氏名：○○　○○

訪問日	令和○年8月23日　14時20分～14時50分		実施者	伝田　瑠璃
訪問先	☑自宅　□認知症グループホーム　□特定施設（有料老人ホーム，養護老人ホーム，軽費老人ホーム）			
歯科医師の同行の有無	☑無し □有り　令和　　年　　月　　日　　時　　分～　　時　　分			
実地指導の要点	☑口腔の清掃 ☑口腔の清掃に関する指導 ☑義歯の清掃 ☑義歯の清掃に関する指導	☑摂食・嚥下等の口腔機能に関する指導 ☑誤嚥性肺炎の予防に関する指導 ☑その他（口腔保湿剤の使い方再指導）		
解決すべき課題	①口腔乾燥 ②介助者による口腔ケアの困難			
特記事項	☑実地指導に係る情報提供・指導（看取りが近くなってからの口腔乾燥への対処法や口腔ケア方法に関する説明） ☑管理指導計画の見直しを含めた歯科医師からの指示（義歯の使用，不使用は本人の望むように）			
備　考	水分のみスプーンで摂取されている			

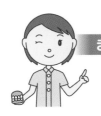

まとめ！　「余命は週単位」と告げられ，在宅での看取り目的でご自宅に戻られた方です．主治医からの余命の説明では，週単位は1か月以内を，日単位は1週間以内を示すことが多いようです．増大したがんの痛みを緩和するため神経障害性疼痛への鎮痛薬と麻薬系の強オピオイド鎮痛薬が複合的に使用され，ぼんやりした状態もみられました．家族は，ご本人の状態や状況をよく理解し，冷静に対応されました．意識レベルの低下に伴い，嚥下しにくくなり痰が増えたり，免疫力低下の状態では口腔カンジタ症になったりしますが，歯科衛生士からケアの方法と行うタイミングを伝えたことが功を奏し，最期まで少量の経口摂取が継続され，好きなものを味わっていただくことができました．

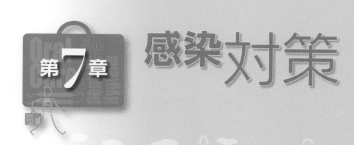

第7章 感染対策

1. 歯科訪問診療における感染対策

　在宅療養者の中には感染症を患い，ウイルスを保菌している人も少なからずいます．そのため，訪問するにあたり感染対策に十分気を付けておく必要があります．

　問題となる感染症としてB型肝炎・C型肝炎，AIDS，結核，疥癬（かいせん），MRSA，インフルエンザ，ノロウイルスなどがありますが，正しい知識をもって感染予防に努めればむやみに恐れることはありません．

　また，新型コロナウイルス感染症の感染拡大により，歯科での訪問においても，これまで行われてきた標準予防策（Standard Precautions：スタンダード・プリコーション）に加えて，感染経路別予防対策が必要になります．

　自宅という生活の場に外部から感染原因を持ち込まない，持ち出さない，拡げない，という基本的概念は変わりません．在宅療養者では，感染リスクが高いこと（免疫が低下しているために感染しやすく，感染により合併症を引き起こすことが多い）を常に意識しておきます．

1．感染成立の3要因

　感染の成立には感染源（病原体），感染経路，宿主という要因が必要です．感染対策は，これらの要因のうちいずれかを取り除くことです．

1．感染源の除去

> ①環境整備：滅菌・消毒と処理，ディスポーザブル用品の使用，換気
> ②訪問者の体調管理

　感染源となる微生物を含んでいるもの（血液・体液・分泌物，嘔吐物，排泄物，使用した器具類，触れた手袋など）に対して廃棄，滅菌・消毒などの適切な処理を行います．使用した器具・器材の滅菌・消毒には，滅菌器の使用，感染症の有無・種類により，適した薬剤（次亜塩素酸ナトリウム，アルコールなど）を使用します．必要に応じて，室内の汚染部分を消毒します．訪問者は，毎日，自己の体調確認，検温などを行い，体調に問題のある時には訪問を控え，感染源を持ち込まないようにします．

2. 感染経路の遮断

①訪問者の衛生的手洗いの実施
②PPE(個人防護具)：サージカルマスク，グローブ，アイプロテクション(ゴーグル・フェイスシールド)，エプロン・ガウン，キャップ，シューカバーなど

　手指の皮膚表面の汚れを除去するとともに，感染の原因となる菌を除去し，接触感染を防ぐために「衛生的手洗い」を行います．感染症の有無，種類，処置の内容などに応じて適切な個人防護具を選択します．
　飛沫感染が考えられる場合には，ゴーグルまたはフェイスシールドを着用します．メガネは代用になりません．エプロン・ガウンを脱ぐ際は，汚染された部分に触れないよう注意して行います．

3. 宿主(在宅療養者，訪問する医療者など)の抵抗力の強化

①体調管理
②ワクチン接種
③情報収集・情報共有

　訪問者は常に自己の体調管理を行い，体調を整えておきます．可能であればワクチン接種が推奨されます．訪問の際は，利用者，同居する(出入りのあった)家族の体調について確認をします．情報収集により，発熱や下痢，嘔吐など体調に問題のある場合は，訪問に関わる全職種間での迅速な情報共有が重要になります．

標準予防策(Standard Precautions)とは？

「すべての血液，体液，分泌物，嘔吐物，排泄物，創傷皮膚，粘膜等は感染源となり，感染する危険性があるものとして取り扱う」という感染対策の基本となる考え方．

感染経路別予防対策とは？

　感染症の種類に応じて，(伝染性が強い，あるいは疫学的に重要な病原体が感染・定着している在宅療養者に対して)標準予防策に加え，感染経路に応じた予防策を上乗せして実施すること．
　感染経路別には以下のようなものがあります．
①接触感染：人と人の接触や物品との間接接触により感染(MRSA，ノロウイルス，疥癬など)
②飛沫感染：咳・くしゃみ・会話などによって飛散した飛沫が，鼻腔・口腔粘膜などに付着することにより感染(インフルエンザ，風疹，マイコプラズマ，溶連菌感染症など)
③空気感染：飛沫核または微生物を含む塵が空気中に浮遊，それを吸入することによって感染(結核，水痘，麻疹など)

※新型コロナウイルス感染症については，一般的に飛沫感染，接触感染が主な感染経路とされています．

参考文献

1) 老健局社会保障審議会介護保険部会："第77回（令和元年5月23日資料1-2）地域包括ケアシステムの推進（多様なニーズに対応した介護の提供・整備）"．厚生労働省．
https://www.mhlw.go.jp/content/12601000/000511402.pdf　2021/08/19アクセス

2) 老健局："介護保険制度の概要"．厚生労働省，令和3年5月．2，9，21．https://www.mhlw.go.jp/content/000801559.pdf　2022/02/22アクセス

3) 公益社団法人日本歯科医師会："平成30年度介護報酬改定のポイント"．日本歯科医師会．http://i-tubame.com/h30.pdf　2022/3/31アクセス

4) 老健局："1. 地域包括ケアシステムの実現へ向けて"．厚生労働省．
https://www.mhlw.go.jp/seisakunitsuite/bunya/hukushi_kaigo/kaigo_koureisha/chiiki-houkatsu/dl/link1-4.pdf　2021/8/19アクセス

5) 老健局："2. 地域包括支援センターについて　地域包括支援センターの概要"．厚生労働省．https://www.mhlw.go.jp/content/12300000/000756893.pdf．2022/1/31アクセス

6) 社会保障審議会介護給付費分科会："第176回（R2.3.16）資料2，各介護サービスについて"．厚生労働省．https://www.mhlw.go.jp/content/12300000/000608309.pdf．2022/2/14アクセス

7) 健康長寿ネット："高齢者を支える制度とサービス"．公益財団法人長寿科学振興財団．https://www.tyojyu.or.jp/net　2022/2/14アクセス

8) LIFULL介護：https://kaigo.homes.co.jp/　2022/2/14アクセス

9) 老健局老人保健課："令和3年度介護報酬改定について"．厚生労働省．https://www.mhlw.go.jp/content/10800000/000765915.pdf．2022/1/31アクセス

10) 米山武義・篠原弓月編著：歯科衛生士のための訪問歯科ハンドブック．医歯薬出版，東京，2018.

11) 公益社団法人日本歯科医師会："社会保険歯科診療報酬点数早見表"．https://www.koyu-ndu.gr.jp/images/20200401tensu.pdf．2022/1/31アクセス

12) 藤本篤士，ほか編：5疾病の口腔ケア　チーム医療における全身疾患対応型口腔ケアのすすめ，東京，医歯薬出版，2013.

13) 日本摂食嚥下リハビリテーション学会嚥下調整食委員会：日本摂食嚥下リハビリテーション学会嚥下調整食分類2021．日摂食嚥下リハ会誌　25（2）：135-149，2021．https://www.jsdr.or.jp/wp-content/uploads/file/doc/classification2021-manual.pdf．2021/8/31アクセス

14) 食品表示企画課：特別用途食品について．消費者庁．https://www.caa.go.jp/policies/policy/food_labeling/foods_for_special_dietary_uses/　2021/8/31アクセス

15) 日本介護食協議会："ユニバーサルデザインフードとは"．https://www.udf.jp/outline/udf.html　2021/8/31アクセス

16) 大臣官房新事業・食品産業部食品製造課："スマイルケア食（新しい介護食品）"．農林水産省．https://www.maff.go.jp/j/shokusan/seizo/kaigo.html．2022/2/1アクセス

17) 全国歯科衛生士教育協議会監修：最新歯科衛生士教本高齢者歯科第2版．医歯薬出版，東京，2014.

18) 公益社団法人日本歯科医師会監修：在宅歯科医療の地域実践　チームで推進　口腔ケア対策．一般社団法人生活福祉研究機構，東京，2014.

19) 細野純，富田かをり監修：はじめよう在宅歯科医療・在宅療養を支えるかかりつけ歯科医の役割と地域包括ケア．デンタルダイヤモンド社，東京，2015.

20) 教育養成委員会："臨地実習講義・実習習得表（有病者領域I）．2015．公益社団法人日本歯科衛生士会．https://www.jdha.or.jp/pdf/outline/jissyu1.pdf．2022/04/27アクセス

21）教育養成委員会：臨地実習講義・実習習得表（有病者領域Ⅱ）. 2016. 公益社団法人日本歯科衛生士会. https://www.jdha.or.jp/pdf/outline/jissyu2.pdf. 2022/04/27 アクセス

22）森下幸子，田辺正樹編：地域連携に使える！"はじめてさん"の感染対策マニュアル〜療養型病院，高齢者施設，単科病院，施設，在宅医療など〜. メディカ出版，大阪，2017.

23）公益社団法人日本歯科衛生士会監修：歯科衛生士のための摂食嚥下リハビリテーション 第2版. 医歯薬出版，東京，2019.

24）一般社団法人日本有病者歯科医療学会編：歯科衛生士必須有病者歯科学永末書店，京都，2020.

25）厚生労働省："感染対策の基礎知識". 厚生労働省. https://www.mhlw.go.jp/content/000501120.pdf 2021/7/21 アクセス

26）健康局："Ⅳ 医療施設等における感染対策ガイドライン". 厚生労働省. https://www.mhlw.go.jp/bunya/kenkou/kekkaku-kansenshou04/pdf/08-06-04.pdf. 2021/7/21 アクセス

歯科衛生士のための
よくわかる在宅療養者の口腔健康管理　　ISBN978-4-263-42297-7

2022 年 5 月 25 日　　第 1 版第 1 刷発行

監　修　公益社団法人
　　　　日本歯科衛生士会

発行者　白　石　泰　夫

発行所　医歯薬出版株式会社

〒 113-8612 東京都文京区本駒込 1-7-10
TEL. (03) 5395-7638 (編集)・7630 (販売)
FAX. (03) 5395-7639 (編集)・7633 (販売)
https://www.ishiyaku.co.jp/
郵便振替番号 00190-5-13816

乱丁，落丁の際はお取り替えいたします　　　　　　　　印刷・真興社／製本・愛千製本所
Ⓒ Ishiyaku Publishers, Inc., 2022. Printed in Japan